血管与腔内血管外科诊疗常规

刘昌伟 主 编
北京医师协会 组织编写

中国医药科技出版社

《临床医疗护理常规》

编委会

《血管与腔内血管外科诊疗常规》

编委会

主　编　刘昌伟（中国医学科学院北京协和医院）

编　委　（按姓氏笔画排序）

刘　鹏（中日友好医院）

刘昌伟（中国医学科学院北京协和医院）

杨　宁（中国医学科学院北京协和医院）

陈　忠（首都医科大学附属北京安贞医院）

邹英华（北京大学第一医院）

张福先（首都医科大学附属北京世纪坛医院）

郁正亚（首都医科大学附属北京同仁医院）

郭　伟（中国人民解放军总医院）

秘　书　叶　炜（中国医学科学院北京协和医院）

序言

我非常高兴地向各位推荐北京医师协会亲力亲为与北京地区35个医学专科的专家们具有历史意义合作的一个象征——北京市《临床医疗护理常规》正式出版。其宗旨仍然是致力于全市医疗质量与患者安全的持续性改进和提高。

提高质量的医疗服务，需要有效的领导，这种领导支持来自于医疗机构的许多方面，包括治理层领导们、临床与管理部门的负责人，以及其他处于领导职位的人的支持；质量与安全更扎根于每位医务人员和其他工作人员的日常工作生活中，当医生与护士评估患者的需要并提供医疗服务的时候，本书的内容毫无疑问有助于帮助他们理解和如何做到切实改进质量，以帮助患者并降低风险。同样，管理者、辅助人员，以及其他人员通过北京市《临床医疗护理常规》的学习并应用于日常工作中，也有助于提高工作效率，改善资源利用率，从而达到质量持续改进与医疗安全的目的。

我们热切地展望未来，与我们的医学同道们一起合作，在朝着医疗护理质量持续改进的历程中互相学习，为首都乃至中国的医药卫生体制改革和促进人民的健康，不失时机地做出我们的努力！

金大鹏

2012年4月

编写说明

10年前，北京医师协会受北京市卫生局委托，组织北京地区几十家医院的数百名医学专家、学科带头人及中青年业务骨干，以现代医学理论为指导，参考国内外相关版本，结合临床实践经验，编写了北京市《临床医疗护理常规》，并于2002年正式出版。

10年来，《临床医疗护理常规》对规范各级各类医院的医疗质量，规范医护人员在医疗护理实践中的诊疗行为，保障患者的健康产生了重要的作用。但是随着医疗卫生改革的深化和临床医学的发展、临床学科的细化，北京市《临床医疗护理常规》已经不能充分体现北京地区的医疗水平。

北京医师协会根据卫生部有关专业分类的规定，组织本协会内35个专科的专家委员会对北京市《临床医疗护理常规》进行修编。在编写过程中，力求体现北京地区的医疗水平，尽量保持原来的体例和风格，经反复修改定稿。

尚需说明：

1. 北京市《临床医疗护理常规》修编是根据卫生部颁布的18个普通专科和17个亚专科分类，加上临床护理专业。18个普通专科是：内科、外科、妇产科、儿科、急诊科、神经内科、皮肤科、眼科、耳鼻咽喉科、精神科、小儿外科、康复医学科、麻醉科、医学检验科、临床病理科、口腔科、全科医学科、医学影像科。17个亚专科是：心血管内科、呼吸内科、消化内科、内分泌科、血液内科、肾脏内科、感染科、风湿免疫科、普通外科、骨科、心血管外科、胸外科、泌尿外科、整形外科、烧伤科、神经外科、血管与腔内血管外科诊疗常规。

2. 北京市《临床医疗护理常规》的本次修编有较大幅度的调整，由2002版的11个分册调整为现行版的36个分册。其中由于外科与普通外科、儿科与小儿外科相通颇多故各自合并为1个分册，医学影像科以放射科、超声科和放射治疗3个分册分别论述。

3. 为进一步完善我市医师定期考核工作，保证医师定期考核取得实效，2012年，北京市卫生局将根据专科医师发展情况试点开展按专科进行业务水平测试的考核方式。修编后的北京市《临床医疗护理常规》旨在积极配合专科医师制度的建设，各专科分册独立程度高、专科性强，为各专科医师应知应会的基本知识和技能。

《临床医疗护理常规》将成为在各专科领域内执业的临床医师“定期考核”业务水平测试的内容。

4. 北京市《临床医疗护理常规》的修编出版仍然是一项基础性的工作，目的在于为各级医护人员在诊疗护理工作中提供应参照的基本程序和方法，有利于临床路径工作的开展，并不妨碍促进医学进展的学术探讨和技术改选。

5. 本次修编仍不含中医专业。

北京医师协会

2012年3月

Preface
前 言

血管外科是一门比较新兴的尖端学科，血管疾病的诊断和治疗正处于蓬勃发展时期。随着血管腔内微创治疗理念的发展，越来越多新技术的普及和新器械的诞生，传统血管外科诊疗技术已经发生了巨大变化，包括治疗理念的更新、材料器械的进步和新技术新方法的不断提高。越来越多的医院相继成立独立的血管与腔内血管外科专业，更多年轻医生踏入这一新的领域，给学科的发展带来了巨大的活力。但也存在着不同地区和医院之间诊疗水平不均衡、技术操作与规范参差不齐的问题，亟待需要建立血管与腔内血管外科标准化诊治流程和完善的培训体系，建立适应现代医学发展的临床诊疗规范和指南。

为了适应现代医学发展，加强专业化培训、临床诊疗规范和专科医师考核等，受北京医师协会委托，北京医师协会血管与腔内血管外科专家委员会于2013年2月起，组织北京地区部分专家共同编写了《血管与腔内血管外科诊疗常规》一书，献给广大临床医生和从事血管与腔内血管外科临床工作的医务工作者。有如下说明：

1. 本书的编写参考了2012年版《北京协和医院医疗诊疗常规·血管外科诊疗常规》(人民卫生出版社)，在此基础上，由血管与腔内血管外科专家委员会部分专家负责相关章节的编写、修改和审阅工作。

2. 鉴于我国不同地区和医院开展血管与腔内血管外科临床医疗的水平不均衡，本书的编写以常见病、多发病为核心，以覆盖基本教育和规范化操作为主要目的，突出临床诊疗规范和流程，对过于复杂的诊疗项目不做更细的说明。

3. 本书的编写，力争成为今后北京市乃至全国血管外科和腔内血管外科临床准入和资格考试的参考用书，以提高从业人员的整体水平。

4. 本书的编写过程中，得到了来自北京地区很多血管与腔内血管外科专家的支持，在此一并感谢。由于时间仓促、编者水平所限，本书难免存在各种错误和需要不断修改完善之处，衷心希望各位读者指正，以便再版时修正。

编 者

2014年2月

Contents

目录

第一章 血管外科总论

第一节　血管外科手术总论

手术是血管外科医生最常用的治疗手段，但不是唯一的手段。作为一名成熟的血管外科医生，应该对手术拥有足够的知识，这些知识包括：手术的适应证和禁忌证，手术给患者带来的可能获益及可能风险，手术的过程及可能遇到的意外，手术后保障效果的辅助措施等等。

一、分类

血管外科手术可以有多种分类方法。

1. 按照手术的部位分

（1）头颈部手术。

（2）经胸手术。

（3）经腹手术。

（4）下肢手术。

（5）上肢手术。

（6）有些患者由于疾病累及部位多，可以多部位手术，如胸腹主动脉瘤切除需要经胸腹联合切口，下肢动脉闭塞可能需要行经腹的主股血管旁路和下肢股腘血管旁路同期完成。

2. 按照手术的疾病谱分

（1）动脉闭塞性疾病手术　如颈动脉内膜切除术治疗颈动脉狭窄，下肢动脉旁路术治疗下肢动脉闭塞性疾病等。手术的总体原则是切除局部的闭塞性病变，或者使用替代的血管行旁路术，或者血管重建等。

（2）动脉扩张性疾病手术　如腹主动脉瘤切除 + 人工血管置换，外周动脉瘤切除等。总体手术原则是切除扩张性病变，同时使用一段人工血管或自体血管作为血管重建的材料。

（3）静脉闭塞性疾病手术　如针对布加综合征行下腔静脉破膜术或肠 - 腔 - 房转流术，手术原则与动脉闭塞性疾病手术类似。

（4）静脉扩张性疾病手术　如针对大隐静脉曲张的切除术，一般单纯切除，无需重建。

(5) 血管相关性肿瘤切除术　包括血管瘤的单纯切除、累及血管的实体性肿瘤的切除及血管修补和重建，还有一类少见疾病是血管内肿瘤的切除术。

(6) 其他手术　包括透析通路建立、截肢、淋巴手术等。

我们将血管外科手术人为地划分，但实际上很多手术很难绝对的分开，可以在一个患者的多个部位进行多种手术方式。另外，伴随着血管腔内治疗的兴起，开放手术结合腔内治疗的复合手术的应用也极为广泛，从主动脉疾病、外周动脉疾病，到静脉性疾病，均可能需要复合手术方式。具体的手术方式参阅相关章节。

二、最常解剖的血管入路

有一些部位血管是外科手术最常用到的，因为此处的解剖可以方便地达到需要治疗的病变部位，包括如下部位。

1. 头颈部动脉

(1) 胸锁乳突肌内侧缘的颈总动脉和颈内动脉。

(2) 锁骨上窝的锁骨下动脉。

(3) 锁骨下方的锁骨下动脉和腋动脉交界区。

2. 四肢动脉

(1) 肘窝内侧的肱动脉。

(2) 腕部桡侧的桡动脉。

(3) 腹股沟的股总动脉及其分支。

(4) 膝上股四头肌内侧的股浅动脉和腘动脉交界区。

(5) 俯卧位腘窝后方的腘动脉。

(6) 膝下腓肠肌后方的腘动脉及其分支。

(7) 小腿的胫前动脉、胫后动脉及腓动脉。

(8) 踝部的足背动脉和胫后动脉。

3. 开胸解剖的血管

(1) 正中开胸前纵隔的无名静脉。

(2) 正中开胸中纵隔的升主动脉。

(3) 正中开胸的右心房和上下腔静脉。

(4) 经左侧第 4 肋间开胸解剖的降主动脉峡部。

（5）经左侧第6肋间开胸解剖的胸主动脉。

4. 开腹解剖的血管

（1）正中开腹解剖的腹主动脉、肾动脉、肠系膜上动脉、腹腔干动脉和双侧髂动脉。

（2）经侧后方解剖出的腹主动脉、肾动脉、肠系膜上动脉、腹腔干动脉和双侧髂动脉。

（3）正中开腹解剖的下腔静脉、肠系膜上静脉和门静脉。

（4）延长的正中开腹，并翻肝解剖的肝后段下腔静脉。

（5）经腹膜外入路解剖的双侧髂总动脉、髂外动脉和髂内动脉。

5. 其他的血管

下肢的大隐静脉、股静脉等。

三、血管控制的基本步骤和要点

（1）解剖出目标血管的远端和近端，并将其中的侧支血管均解剖出。使用血管保护带将血管依次悬吊标记，针对不同直径的血管选择不同的血管保护带。

（2）静脉肝素化，常规剂量800～1000U/kg体重，其后每过1小时可以追加1000U。有条件的单位可以使用激活全血凝固时间（ACT）监测，控制ACT时间在200～300s是更加安全可靠的方法。

（3）根据血管的解剖条件选择不同的血管阻断钳依次阻断血管的远近端。

（4）切开动脉前，先明确动脉搏动消失才可进行。切开后，如仍有明显的出血，一方面要快速调整阻断钳的位置，注意阻断的位置上动脉是否被周围组织影响阻断效果。另外，注意有无一些小的侧支未受到控制。

四、血管的切开和缝合

1. 纵行或横行切开

纵行切开可以获得更好的术野，但单纯缝合后的狭窄更明显，在小血管上行纵行切开，通常需要补片修补以增加管腔直径。在颈内动脉和小腿腘动脉等部位尤其常用。

2. 无论何种缝合方式，需要遵循以下基本原则

（1）动脉外壁的冗余组织尽量清除干净，尤其不可将其缝入动脉切口内，否则增加以后血栓发生的可能。

（2）每针的缝合要全层缝合，尤其在处理内膜上要小心。可以尝试每针都从动脉内壁向外壁走行。

3. 缝合的一些细节

（1）间断缝合　多用于细小的血管或儿童的血管。

（2）连续缝合　在成人的大血管中常用。

（3）外周血管的缝合大多数的每针针距为 1mm，出针和进针的位置距离血管壁也为 1mm。

（4）根据缝合血管的位置和血管条件，选择合适大小的血管缝针和缝线。

4. 血管吻合的几种方式

（1）端 – 端吻合。

（2）端 – 侧吻合　最常用。

（3）侧 – 侧吻合　少用，肠腔转流中可能使用。

第二节　血管外科腔内治疗总论

在血管外科，腔内治疗主要应用于狭窄/闭塞病变的开通、扩张性病变的修复、畸形血管的栓塞等。其大体步骤可以分为五步：①建立和维持血管通路；②选择病变部位，了解病变情况；③在体外与病变部位之间建立“生命线”；④治疗（球囊扩张、置入移植物、溶栓）；⑤闭合穿刺点。

一、建立和维持血管通路

首先需要选择穿刺位点。常用的穿刺点包括：股动/静脉、肱动脉、颈内静脉。其他部位，如桡动脉、腘动脉、锁骨下动脉、胫前/胫后动脉，特殊情况亦可。正确的穿刺点，可以简化腔内操作步骤，大大缩短治疗时间。

其次需要选择穿刺针。目前常用的包括普通穿刺针和微穿刺针，前者是0.035吋导丝系统，后者是0.018吋导丝系统。一般地，对于穿刺部位为管径较细的血管（如肱动脉）时，可以选用微穿刺针。

再次需要选择导管鞘。决定导管鞘的型号，需根据可能需要应用的管径最粗的器械来决定。一般应用长度11cm的短鞘即可满足多数的腔内治疗需求，在某些特殊情况下，可以选用更长的导管鞘，如45cm、55cm、70cm、90cm等等。

目前应用穿刺方法一般为Seldinger改良穿刺法，即一步穿刺法。穿刺针进入血管后，置入导丝，再撤去穿刺针，沿导丝置入导管鞘，撤去扩张器，即完成血管通路的建立。

二、选择病变部位，了解病变情况

根据病变选择导丝、导管。

导丝按用途分为：选择性导丝、交换导丝；按直径分为：0.038、0.035、0.018、0.014吋导丝；按长度分为：25、150、180、260、300cm等；按硬度分为：普通、硬（Stiff）、加硬（Amplataz）、超硬（SupraCore）、特硬等（Lunderquist）；按头端不同分为：直头导丝、J型头（安全导丝）、可塑形头等。

导管亦根据不同的需求分为各种类型：猪尾导管（PIG）、椎管（VER）、

Simmon导管、Hunter 导管、Cobra 导管、VCF 导管……种类繁多，此处不一一赘述。

另有几类特殊导管。一为刻度导管，顾名思义，即导管上带有金属标刻度，相间为 1cm，用于腔内治疗测量病变。一为导引导管，其作用类似于长鞘，根据不同需要头端呈不同形状。一为溶栓导管，导管头端带有激光雕刻的侧孔，导管插入血栓内，溶栓药物自导管头端的侧孔流出直接作用于血栓。

自导管鞘置入导丝，注意几点：①导丝永远先行，其他导管、支架只能跟随导丝前进或后撤才是安全的；②永远知道导丝头端在那里，操作过程中需注意将导丝头端置于视野之内；③导丝尾部永远不要进到体内。

导丝到达目标血管后，沿导丝置入造影导管，撤去导丝通过导管造影，来明确病变。可多次造影，以选择合适的工作位置来进行操作。

三、在体外与病变部位之间建立“生命线”

以常见的动脉闭塞性病变为例说明。

造影明确病变后，将导丝通过病变，达到病变对侧的动脉真腔内。**注意：有的时候，导丝并非都是行进在动脉真腔内，可能会进入动脉内膜之下，最后需要将导丝再返回动脉真腔**。由此发展出许多帮助导丝返回真腔的装置，比如：OutBack、Frontrunner 等。

保持导丝的位置，即在体外与病变之间通过导丝建立了一条“生命线”。之后的所有操作均是沿着这条生命线开展的。

四、腔内治疗

根据不同的病变，来选择相应的治疗器械，比如：球囊、支架、滤器、溶栓导管、弹簧栓等。

（1）目前应用的球囊，主要分为顺应性球囊和非顺应性球囊，按其输送系统可分为同轴系统和非同轴系统（快速交换系统）。不同部位的血管，依据不同作用可以选择不同直径和长度的球囊。

（2）支架系统可分为自膨支架和球扩支架、同轴系统支架和非同轴系统（快速交换系统）支架、裸支架和覆膜支架。

（3）滤器分为临时滤器、可回收滤器、可转换滤器和永久滤器。

五、闭合穿刺点

常用的闭合穿刺点方法为加压压迫法。此法需要患者保证穿刺部位不屈曲 24 小时，患者常难以忍受。现已有多种封闭穿刺点的器械，如闭合器、缝合器，应用后可大大减少患者制动的时间。**需注意：此类器械一般只应用于股总动脉，因其对穿刺部位的动脉管径有一定要求。**

由于腔内治疗相对外科手术来说，操作简单易行，往往容易上手。但需要警惕的是，腔内治疗可能会出现许多并发症，往往需要外科手术手段来进行解决。所以，腔内治疗和外科手术对于一个年轻的血管外科医师来说，都是不可或缺的，两手都要硬！

第三节　血管外科药物

一、抗凝药物

1. 肝素（heparin）

特指普通肝素（unfractionated heparin），由相对分子质量不一的成分所组成，其相对分子质量介于3000～30000。主要药理作用：肝素与抗凝血酶原Ⅲ（ATⅢ）结合形成ATⅢ肝素-凝血酶复合物，使凝血酶灭活；中和活化的凝血因子Ⅺ（Ⅺa）、Ⅹ（Ⅹa）和Ⅸ（Ⅸa）。可以应用鱼精蛋白进行中和（1∶1）。

【用法】

（1）皮下注射　50mg（5000U）/次，2～3次/日。这种方法无法监测APTT，较少使用。

（2）静脉注射　80～100U/kg，用于血管腔内治疗或者阻断血管之前的肝素负荷量，可应用ACT来监测。若手术时间较长，可小剂量追加肝素。

（3）静脉泵入（微量泵）　根据患者情况，给予较稳定的静脉持续泵入肝素，通过监测APTT来调整泵入速度，使APTT维持于正常的1.5～2.5倍。具体剂量个体差异极大。

【不良反应】

除了过敏、出血等情况外，需警惕“肝素诱导的血小板减少症（HIT）”。

2. 低分子肝素（LMWH）

为UFH的裂解产物，相对分子质量为3000～7000，以抗Ⅹa为主要作用。

【用法】

皮下注射。

【用量】

多为0.1ml/10kg，预防者1次/日，治疗者2次/日（少数种类为治疗量1次/日）。

【注意】

由于其抗Ⅹa的特点，国内多数医院无法进行抗凝作用监测，所以对于肾功能不全者，或需严密监测抗凝效果者，慎用。若出现出血并发症，可以输新鲜血浆进行中和。可用于妊娠期妇女。

3. 阿加曲班（argatroban）

为凝血酶抑制剂，可逆地与凝血酶活性位点结合，抑制凝血酶催化或诱导的反应，包括血纤维蛋白的形成，凝血因子Ⅴ、Ⅷ和ⅩⅢ的活化，蛋白酶C的活化及血小板聚集，达到抗凝血作用。一般用于出现HIT的患者。

【用法】

初始2日内：60mg/d，持续静脉滴注；之后10mg/d，2次/日，每次维持3小时静脉滴注。

4. 华法林（warfarin）

为目前主要的口服抗凝药物。抑制肝脏合成具有活性的凝血因子，为维生素K拮抗剂。半衰期42小时，作用时间可达4~5日。

【用法】

（1）不主张首剂负荷量。

（2）一般2.5~3.0mg/d开始，可以根据体重适当增减。

（3）应用早期需与肝素类药物重叠应用，监测PT（INR），当INR>2.0时，停用肝素类药物。之后根据INR调整剂量，使INR维持在2.0~3.0之间。

【注意】

（1）具体剂量，个体差异极大。

（2）妊娠期妇女禁用。

（3）可出现皮肤出血性坏死，尤以首剂负荷者谨慎。为蛋白C消耗导致微循环形成微血栓所致。

（4）可以应用维生素K进行拮抗。

5. 新型口服抗凝剂

国际上的新型口服抗凝剂主要为直接Ⅹa或Ⅱa因子拮抗剂，已经在国内获得用于骨关节术后预防静脉血栓栓塞症（VTE）的适应证，对于VTE的治疗虽然已经在多个国家获得上市的批准，在国内仍未获得批准（截至笔者书写此章时），但相信时间不会太远。新型口服抗凝剂用于VTE的治疗也已经获得了国内治疗VTE的专家意见的支持。新型口服抗凝剂的主要优点是不需要根据患者的体重等条件调整剂量，也不需要进行血清学监测，即可获得有效的抗凝效果。目前都还没有有效的拮抗药物，一旦发生出血，一般建议使用新鲜血浆进行治疗。

二、溶栓药物

1. 尿激酶（UK）

目前使用方法不一。常用用法：负荷量4000U/kg（根据体重、血栓量增减，多为25万U），自溶栓导管缓慢推入（15分钟）；续以自溶栓导管持续泵入或间断快速推入（以脉冲式微量持续泵入为佳），1000～2000U/（kg·h）（一般总剂量约75～150万U/d）。

个体存差异，需监测纤维蛋白原（Fbg），当Fbg降至1.0mg/dl时，因出血风险增大，需停用。

一般应用1～2日后，根据血管造影情况评估是否再进行应用。

2. 组织型纤溶酶原活化剂（t－PA）

目前临床应用的是重组t－PA（rt－PA）。用法基本同尿激酶。

【注意】

（1）禁忌　近期出现活跃出血、手术后（一般2周内）、感染性血栓形成或细菌性心内膜炎、大面积皮肤移植或烧伤者、妊娠期、心肺复苏时。

（2）应用溶栓治疗时，多应用溶栓导管技术。可以提高溶栓效率，减少溶栓药物剂量，降低出血风险。

（3）溶栓药物的剂量并不固定，需严密监测溶栓过程Fbg下降情况，根据其水平来调整药物剂量。

（4）溶栓治疗的终止，需根据血管造影结果来决定。

（5）溶栓药物并非必需24小时持续应用。其应用间隔之内，应维持以肝素抗凝。

三、抗血小板药物

1. 阿司匹林（aspirin）

抑制环氧化酶，使血小板膜蛋白乙酰化，并抑制血小板膜上的胶原糖基转移酶的作用，使血小板膜上的花生四烯酸不能合成内过氧化物，从而阻止血小板的聚集和释放反应。现其在降低心脑血管事件、改善动脉硬化闭塞症远期预后的作用已经较明确。终止治疗后7～10日血小板聚集和出血时间逐渐回到基线水平。对血小板作用不可逆。

【用法】

口服。国人多为75～100mg/d。消化道溃疡者慎用。

2. 噻氯匹啶（ticlopidine）

二代抗血小板药物。150～250mg，1～2次/日，口服。由于较严重的粒细胞减少和血小板降低，现多已不用。

3. 氯吡格雷（clopidogrel）

三代抗血小板药物。75mg/d，口服。作用时间在3～7日达到稳态，终止治疗后约5日内血小板聚集和出血时间逐渐回到基线水平。对血小板作用不可逆。

4. 西洛他唑（ciluostazot）

通过抑制血小板及血管平滑肌内磷酸二酯酶活性，增加cAMP浓度，抑制血小板聚集、扩张血管作用。可应用于因动脉闭塞所致的慢性肢体缺血。用法：50～100mg，2次/日，口服。

5. 沙格雷酯（sarpogrelate）

通过特异性拮抗血小板及血管平滑肌细胞的5－HT_2受体，达到抗血小板及抑制血管收缩作用。改善慢性动脉闭塞症引起的溃疡、疼痛、冷感等缺血性诸症状。用法：100mg，3次/日，口服。根据患者情况，剂量酌情减量。

6. 前列地尔（alprostadil）

前列腺素E1。具有扩张血管及抑制血小板聚集作用。适用于由慢性动脉闭塞症引起的四肢溃疡及微循环障碍引起的四肢静息痛。用法：10μg，1～2次/日，静脉推注或入小壶。禁忌证：严重心衰，妊娠妇女。不良反应：多见输注的浅静脉通路出现浅静脉炎。

7. 舒洛地特（sulodexida）

是一种类肝素药物，具有抗凝血酶原、抗血小板聚集，激活纤溶系统，维系血管壁通透选择性等作用。**注意：①应用肝素或者低分子肝素的患者，应慎用舒洛地特，因可增加出血风险；②距用餐时间要长，如在早上10时和晚上10时服用。**

四、其他

1. 马栗树籽提取物

降低蛋白糖溶酶体的活性，阻碍蛋白酶的代谢，使破坏血管壁细胞间隙的作用消退或抑制，降低毛细血管的渗透性，减少液体进入组织间隙；通过抑制血液中蛋白酶的作用，使静脉壁的胶原结构不受破坏，增强静脉壁的弹性和张力，恢复毛细血管的强度和弹性；还作用于血管内皮细胞感受器，引起静脉收缩，增加静脉回流量，改善微循环。用于：①各种原因所致的慢性静脉功能不全、静脉曲张、深静脉血栓形成。②各种原因所致的软组织肿胀、静脉性水肿。

2. 多磺酸黏多糖

具有抗炎、促进水肿和血肿吸收、抑制血栓形成和生长、促进局部血液循环、刺激受损组织再生等作用。用于血栓性浅静脉炎，也可用于抑制瘢痕的形成和软化瘢痕。用法：外用。禁用于破损皮肤和开放伤口。

3. 地奥司明

通过降低静脉扩张性和静脉淤滞，使毛细血管壁渗透能力正常化并增强其抵抗性，用于治疗慢性静脉或淋巴性水肿及相关症状（如疼痛、沉重感等）。

4. 草木犀流浸液

有效成分香豆素可降低毛细血管通透性，降低血管阻力，增加静脉张力，改善循环；抑制多种血管活性物质释放，抑制 ADP 和胶原诱导的血小板聚集，并抑制 5 - HT、血小板Ⅳ因子、TXA_2、PDGF 从血小板的释放，阻止血清蛋白的丧失，维持正常的胶体渗透压，起到抗水肿的作用，可抑制前列腺素及其他炎症介质的合成，减轻疼痛和炎症反应。用于慢性静脉功能不全引起的水肿和疼痛等症状。

第二章

颅外血管病变

颅外血管指的是供应脑组织血运的颅外血管网，主要包括颈动脉系统和椎动脉系统。颈动脉系统在颅外段包括颈总动脉、颈内动脉、颈外动脉；椎动脉正常情况下分别起自双侧的锁骨下动脉，由椎间孔向上，入颅后汇成基底动脉参与颅内供血。

颅外血管病变是导致缺血性脑卒中的主要原因之一，临床病理类型包括：动脉粥样硬化、肌纤维发育不良、动脉中层囊性坏死、动脉炎、夹层等。其中动脉粥样硬化是最主要原因，而且动脉粥样硬化是全身性疾病，因此，颅外血管病变的患者同时也面临着其他血管事件的风险，如缺血性心脏病、外周血管病。缺血性脑卒中是位于心血管疾病、癌症之后导致死亡的第3位主要疾病，也是导致残疾的主要原因。流行病学分析，7%～18%的患者首次缺血性脑卒中的原因是由于＞60%的颈动脉和椎－基底动脉狭窄所致。外科治疗颅外段血管病目的是防治脑梗死及其导致的神经功能障碍。

第一节　颈动脉狭窄

缺血性脑血管病是由于脑供血动脉的狭窄，以及狭窄导致的血栓形成和栓子脱落引起的脑供血不足和脑梗死。颅外段颈动脉狭窄是缺血性脑血管病的主要病因之一。据国内外报道，20% ~30% 的缺血性脑血管病的直接发病原因就是颈动脉狭窄。因此，治疗颈动脉狭窄的主要目的是预防缺血性脑血管病的进一步发展，即脑梗死的发生；同时，缓解因颈动脉狭窄所引起的一系列脑缺血症状。

颈动脉狭窄的主要病因是动脉粥样硬化，约占90%。其他包括大动脉炎、纤维肌性发育不良、外伤、动脉扭转、肿瘤、动脉或动脉周围炎、放疗后纤维化等较为少见。

【诊断标准】

1. 临床表现

颈动脉狭窄临床上主要表现为脑和眼的缺血症状。可有头晕、头痛、晕厥、一过性黑矇、失明等症状。但典型表现为短暂性脑缺血（TIA），即一过性肢体无力和麻木，以及短暂性偏瘫发作。严重者可发生卒中即脑梗死。脑梗死根据累及的部位不同可产生不同的临床表现，如偏瘫、语言和听力障碍等，严重者可发生昏迷，甚至危及生命。查体颈动脉狭窄患者的颈动脉搏动减弱或消失，可闻及颈动脉血管杂音，可见视网膜贫血等。

2. 影像学检查

颈动脉狭窄常用的影像检查方法包括彩色血流多普勒超声（CFDS）、CT 血管造影（CTA）、MR 血管造影（MRA）和数字减影血管造影（DSA）。除急诊患者以外，术前至少应进行以上两项影像检查以相互印证。

颈动脉狭窄程度的判断标准：参照北美颈动脉外科研究学会（NASCET）标准，测量颈动脉狭窄的百分比。狭窄程度分为轻度（狭窄率 0 ~29%），中度（狭窄率 30% ~69%）和重度（狭窄率 70% ~99%）。

【治疗原则】

1. 适应证

（1）症状性颈动脉狭窄，超过 70%。

（2）症状性颈动脉狭窄50%～70%，伴有溃疡形成和（或）不稳定斑块者。

（3）无症状性单侧颈动脉狭窄 >80% 者。

（4）无症状双侧颈动脉狭窄，狭窄直径均 >70% 者。

（5）无症状双侧颈动脉狭窄，狭窄直径为50%～70%，在需要进行全麻的重大手术时，至少行单侧血运重建。

2. 禁忌证

（1）严重的神经系统疾患，如病变侧脑功能完全丧失、瘫痪等。

（2）颈动脉完全闭塞，病变长度 >10mm，伴有影像证实的血管内血栓和多段狭窄患者。

（3）有出血倾向的同侧颅内动静脉畸形或动脉瘤，又不能提前或同时给予治疗者。

（4）3个月内发生过颅内出血或4周内发生过大面积脑梗死者，以及严重心、肝、肾功能障碍。

（5）对比剂过敏等血管造影禁忌者则是CAS禁忌证。

3. 颈动脉支架手术（CAS）要点

（1）血管造影　支架植入前需先行常规主动脉弓、颈动脉、椎动脉和选择性全脑血管造影。

（2）栓子保护（EPD）技术　目前主要采用两类栓子保护装置，即远端保护和近端保护装置。原则上CAS术必须使用EPD，而且选用操作者最为熟悉的一种保护装置。

（3）支架植入　通过远端保护装置自身导丝或近端保护装置放置的治疗导丝对狭窄颈动脉行球囊扩张和支架植入术。对重度狭窄主张采用4～5mm直径球囊预扩张。扩张后植入颈动脉专用支架。常用支架规格为直径7～9mm，长度30～40mm的自膨式支架。

（4）回收EPD装置　支架植入后即刻行颈动脉血管造影，观察颈动脉内是否有充盈缺损（栓子），确认安全后回收EPD。

（5）术后造影　再次进行治疗侧颈动脉和颅内血管造影评价，达到解剖学疗效满意和查体没有脑缺血等并发症则手术操作完成。

4. 颈动脉内膜剥脱术（CEA）要点

（1）局麻或全麻下手术，颈部斜切口。

（2）切断面静脉暴露颈动脉分叉，仔细分离动脉避免损伤舌下神经、迷走神经及喉返神经，减少动脉上不必要的操作，避免斑块脱离造成脑栓塞。

（3）1mg/kg 全身肝素化后，阻断颈内动脉、颈总动脉及颈外动脉。由颈总动脉纵向颈内动脉切开，远端达颈内动脉正常处，插入转流管（全麻下建议常规操作，局麻下根据患者脑缺血症状而定）；彻底切除内膜，特别仔细清理残留物，远端内膜固定，常规应用补片缝合切口。

（4）阻断钳开放顺序　先松开颈内动脉阻断钳回血后再夹闭－开放颈外动脉－开放颈总动脉－最后开放颈内动脉。

第二节　椎动脉狭窄

椎动脉主要给脑血管后循环供血，包括大脑枕叶、丘脑后半部、脑干和小脑等。与颈动脉狭窄一样，椎动脉狭窄的主要病因也是动脉粥样硬化，其他原因少见。

【诊断标准】

1. 临床表现

椎动脉狭窄临床上主要表现为脑后循环即大脑枕叶、小脑和脑干缺血症状。可有共济失调，表现步态不稳、眩晕、眼震、恶心、呕吐；也可出现运动障碍，偏瘫、四肢瘫痪；或有构音困难；视觉异常，可表现双目失明、偏盲、复视等。

2. 影像学检查

椎动脉狭窄常用的影像检查方法与颈动脉相同，包括彩色血流多普勒超声（CFDS）、CT 血管造影（CTA）、MR 血管造影（MRA）和数字减影血管造影（DSA）。由于椎动脉狭窄常位于椎动脉开口（V1 段），因此在各种影像检查时都要多种角度充分显露该部位，以免漏诊。

【治疗原则】

1. 适应证

原则上椎动脉狭窄超过 50%，又合并有上述脑缺血症状患者。

2. 禁忌证

（1）与颈动脉狭窄相似，对严重的神经功能障碍，如后循环脑功能完全丧失、瘫痪等。

（2）椎动脉完全闭塞。

（3）有出血倾向的颅内椎 - 基底动静脉畸形或动脉瘤，又不能提前或同时给予治疗者。

（4）3 个月内发生过颅内出血或 4 周内发生过大面积脑梗死者，以及严重心、肝、肾功能障碍。

（5）对比剂过敏等血管造影禁忌者则不能行支架植入术。

3. 椎动脉支架手术（CAS）要点

（1）血管造影　首先行常规主动脉弓、颈动脉、椎动脉和选择性全脑血管造影。

（2）栓子保护（EPD）技术　原则上椎动脉狭窄不使用栓子保护装置。但对于因代偿增粗、直径超过 4mm 的椎动脉行支架植入时，可以采用颈动脉支架保护装置。通常使用远端保护EPD。

（3）支架植入　通过治疗导丝，或远端保护装置自身导丝对狭窄椎动脉行球囊扩张和支架植入术。对重度狭窄主张采用 3～4mm 直径球囊预扩张。扩张后植入支架。常用支架为球囊扩张式，规格为直径 3～5mm，长度 8～13mm 最常用。

（4）回收 EPD 装置　若使用 EPD，支架植入后即刻行椎动脉血管造影，观察椎动脉内是否有充盈缺损（栓子），确认安全后回收 EPD。

（5）术后造影　不使用 EPD 植入支架后对治疗侧椎动脉和颅内血管直接造影评价，最好查体没有脑缺血等并发症则手术操作完成。

4. 椎动脉内膜剥脱或血管旁路手术

（1）适应证

①双侧椎动脉狭窄引起椎－基底动脉供血不足者。

②颅外多支病变有颈动脉及椎动脉均有狭窄，但颈动脉不能重建时。

（2）手术治疗

①腔内介入治疗　多使用球扩支架进行腔内成形术，对于开口部位的椎动脉狭窄更多。

②椎动脉内膜剥除术。

③椎动脉、颈动脉吻合术，将椎动脉于锁骨下动脉开口处切断后与颈总动脉端－侧吻合术。

④椎动脉颈动脉间人工血管或大隐静脉架桥术。

第三节　锁骨下动脉和头臂干狭窄

锁骨下和头臂干动脉闭塞性疾病可由动脉粥样硬化、多发性大动脉炎、巨细胞动脉炎、口蹄疫和辐射引起；其中，动脉粥样硬化仍是最常见的原因。

【诊断标准】

1. 临床表现

临床表现取决于血管狭窄的部位和狭窄的严重程度。

（1）肢体缺血表现　手臂或手的缺血，运动能力和力量下降、感觉异感，严重时可出现静息痛。也有些患者因侧支循环的建立而无上肢缺血症状。

（2）颅脑后循环缺血症状　因锁骨下动脉狭窄所导致相应起源的椎动脉血流反向（锁骨下动脉窃血综合征），是引起后循环缺血的主要原因。典型的表现是活动同侧肢体后，缺血症状加重。

（3）颅脑前循环缺血症状　因头臂干动脉狭窄，除可导致锁骨下动脉（累及同侧椎动脉）出现后循环缺血症状外，相应的颈总动脉的供血不足可导致前循环障碍，而出现相应的颈动脉狭窄症状。

（4）体征　锁骨上窝因血管狭窄和血流速度的加快，可闻及血管杂音，但当血管全闭塞时，杂音则会消失；因一侧血管狭窄，双上肢血压不等。

2. 辅助检查

锁骨下动脉狭窄和头臂干动脉狭窄的诊断有赖于详细的病史采集，临床症状和体征，以及相应的无创检查，如彩色多普勒超声、TCD 等。

CTA、MRA、和 DSA 是明确锁骨下动脉、头臂干动脉狭窄或闭塞的主要影像学手段，可以清晰地显示病变的程度和范围，指导进一步的治疗。

【治疗原则】

1. 治疗策略

鉴于锁骨下动脉狭窄和头臂干动脉狭窄的主要病理基础仍然是动脉硬化，其治疗策略可参考颈动脉狭窄：常规应给以抗血小板药物治疗，同时积极控制如高血压、高血脂、糖尿病、抽烟等危险因素，以减低脑梗死的发病率，缓解脑供血和上肢动脉供血的不足。

对于有临床症状的患者，应考虑进行血管重建手术。而对于无症状的，但拟以乳内动脉为材料的冠状动脉架桥手术前的患者，同样需要进行血管重建。

血管重建的方式包括：

（1）颈动脉－锁骨下动脉解剖外旁路手术。

（2）锁骨下－锁骨下动脉解剖外旁路手术。

（3）锁骨下动脉－颈动脉转位手术。

（4）锁骨下动脉支架植入手术。

（5）无名动脉支架手术。

2011 年初由 ACCF/AHA 指南编写委员会颁布的颅外颈动脉和椎动脉病变（ECVD）诊疗指南中关于锁骨下动脉狭窄和头臂干动脉狭窄的治疗策略总结如下。

（1）建议对因锁骨下动脉狭窄或闭塞（锁骨下动脉窃血综合征）导致后循环缺血的患者行颈－锁骨下动脉解剖外旁路手术（Ⅱa/B）。

（2）建议对因锁骨下动脉狭窄或闭塞（锁骨下动脉窃血综合征）导致后循环缺血的患者行锁骨下动脉成型和支架植入手术（Ⅱa/C）。

（3）建议对因头臂干动脉狭窄或闭塞导致颈动脉供血不足所致的前循环缺血患者行头臂干动脉成型或支架植入手术，或直接的血管旁路手术（Ⅱa/C）。

（4）建议对因头臂干动脉狭窄或锁骨下动脉狭窄所致的上肢动脉缺血患者行头臂干动脉/锁骨下动脉成型或支架植入手术，或直接的血管旁路手术（Ⅱa/C）。

（5）建议对无症状头臂干动脉狭窄或锁骨下动脉狭窄，但需要应用乳内动脉进行冠脉血管重建的患者，行头臂干动脉/锁骨下动脉成型或支架植入手术，或直接的血管旁路手术（Ⅱa/C）。

（6）不建议对仅存在非对称性上肢血压、锁骨上窝动脉杂音，或因锁骨下动脉狭窄所致椎动脉流反向，而无症状的患者进行血管重建手术（Ⅲ/C）。

2. 手术治疗

（1）适应证

①间歇发作的短暂性眩晕、晕厥、黑矇等脑缺血症状者，没有或仅有轻度的永久性神经损害者。

②严重的上肢间歇性乏力、疼痛者。

（2）手术治疗

①颈动脉－锁骨下动脉大隐静脉/人工血管架桥　多采用同侧颈总动脉作为流

入道，经锁骨上解剖出锁骨下动脉近端后，使用自体大隐静脉或人工血管作为桥材料进行旁路手术。桥血管一般在颈静脉后方通路。

②颈动脉－锁骨下动脉端－侧吻合　经锁骨下动脉在椎动脉的近端横断后，与颈总动脉行转位端－侧吻合。右侧锁骨下动脉因分叉位置更高，行此术式较左侧解剖更容易一些。转位时，需要注意轻柔操作，勿损伤乳内动脉、椎动脉和甲颈干。

③腋－腋人工血管架桥术　多以健侧的锁骨下入路的锁骨下动脉/腋动脉交界区为流入道，患侧的对等位置为流出道，以人工血管为桥血管在双侧胸大肌前方走行。

④腔内治疗　多使用球扩支架对狭窄/闭塞段血管进行扩张。

第四节　颈动脉瘤

颅外颈动脉瘤致病原因很多，而最常见的病因仍是动脉粥样硬化。动脉夹层、创伤也是颈动脉瘤的常见原因。其他病因包括梅毒、结核和其他感染，都较为少见。真性动脉瘤常位于颈动脉分叉部位，其次位于颈内动脉，颈外动脉较为少见；外伤所致的动脉瘤绝大部分为假性动脉瘤，与创伤部位有关。

【诊断标准】

1. 临床表现

颈部无痛性、搏动性包块是颈动脉瘤最常见的临床表现，局部听诊可闻及血管杂音，压迫颈总动脉后，肿物搏动减轻、肿物缩小；而假性动脉瘤往往有明确外伤史。如果脑神经受压可出现声音嘶哑、霍纳综合征等；气管和食管受压可出现呼吸或吞咽困难等。颈动脉夹层也可引起头颈部疼痛；也可出现脑缺血症状，瘤内血栓脱落可引起脑中风。颈动脉瘤破裂出血则是严重的并发症，可导致失血性休克，甚至死亡。

2. 辅助检查

彩色多普勒超声、CTA 和 MRA 能清晰地显示颈动脉解剖位置，以及动脉瘤大小、形态、有无血栓、比邻关系及对颅内血供的影响。颈动脉造影（DSA）仍是诊断和制定手术方案的金标准。

【治疗原则】

1. 适应证

真性动脉瘤直径超过载瘤动脉 2 倍以上；有患侧脑栓塞发作病史，或存在附壁血栓；瘤体引起周围组织、器官压迫症状等。

2. 禁忌证

高位颈内动脉瘤，尤其是虹吸弯段动脉瘤，外科手术治疗相对禁忌。而对比剂过敏等血管造影禁忌则不能行腔内介入治疗。

3. 腔内介入治疗原则

（1）覆膜支架腔内修复术　适合动脉瘤和假性动脉瘤破裂口病变两端正常颈动脉具备覆膜支架有效锚定区，原则上至少有 5 ~ 10mm 长度的正常颈动脉。否则容易因内瘘而至手术失败。

（2）弹簧圈填塞术　适合具备较细瘤颈的囊状动脉瘤。根据病变部位和形态，采取直接弹簧圈填塞，或支架辅助弹簧圈栓塞术。

（3）载瘤动脉闭塞术　适合巨大动脉瘤不易外科手术或不适合覆膜支架腔内修复治疗的患者。闭塞载瘤动脉前必须对患侧颈动脉闭塞后是否引起脑供血障碍做全面评估。确认不会导致脑供血障碍后再行载瘤动脉闭塞。原则上瘤体流入端和流出端必须同时闭塞。

4. 外科手术治疗

（1）适应证　符合颈动脉瘤诊断标准的瘤体一旦发现，如无手术禁忌证，都可以考虑手术。绝对适应证包括动脉瘤破裂，破裂先兆，栓塞导致卒中，闭塞

（2）手术治疗

①颈动脉结扎术：在感染性动脉瘤或者是动脉瘤上段无法阻断，估计已达颅内时。或者动脉瘤破裂，无法重建者。

②颈动脉包裹术：当动脉瘤切除、结扎均不可施行时，可控制动脉瘤膨胀，可限制破裂危险。但不能减少瘤内血栓脱落栓塞的危险。

③颈动脉瘤切除术：可在常温下，Metas 试验能耐受 20 分钟的手术。通常需要术中转流。低温麻醉，减少脑代谢，行脑保护，可延长阻断时间 3 ~ 4 倍。

④腔内治疗：多使用覆膜支架进行覆盖，也有术者使用裸支架 + 弹簧栓栓塞技术治疗偏心性瘤体或假性动脉瘤。

第五节　颈动脉体瘤

颈动脉体瘤是一种少见的颈部副神经节肿瘤，又称作化学感受器肿瘤。占头颈部肿瘤的0.22%。颈动脉体瘤位于颈总动脉分叉处，由颈内和颈外动脉包绕并双重供血。颈动脉体瘤多为良性肿瘤，缓慢生长，发病原因不明确。

【诊断标准】

1. 临床表现

（1）颈部下颌角水平无痛性肿物是最为常见的临床表现。

（2）典型的体征是下颌角肿物，可左右移动。肿物因和颈动脉关系密切，多有传导性搏动。

（3）血管杂音也是常见的体征。

（4）其他一些非特异性症状包括：颈部、耳后疼痛，局部压痛，声嘶，失语，耳鸣等等。

（5）手术前颅神经的损伤并不常见，但仍有迷走神经、舌下神经和颈交感神经受损的报道。

（6）根据肿瘤的大小，颈动脉体瘤分为：Ⅰ型：肿瘤相当较小，与颈部血管关系不密切；Ⅱ型：肿瘤相当较大，与颈部血管关系密切；Ⅲ型：肿瘤巨大，侵及颈动脉，往往需要颈内动脉切除和重建。

2. 辅助检查

颈动脉体瘤的影像诊断包括彩色多普勒超声、CT、MRI和血管造影。颈动脉分叉部位血运异常丰富的肿瘤是颈动脉体瘤的特征性标志。血管造影仍然被认为是诊断颈动脉体瘤的金标准，并为手术方式提供重要依据。血管造影可以显示颈动脉分叉部位的肿块，其内包含丰富的血管和血窦，颈动脉分叉呈杯状增宽或呈环抱状。

【治疗原则】

1. 适应证

主要为Ⅲ型颈动脉脉瘤，肿瘤巨大或引起明显症状患者。随着手术技巧与经验的提高，也有许多学者提出对早期小肿瘤实施手术更能减少并发症和提高手术切除率。由于颈动脉体瘤的特殊性，主张手术切除治疗。

2. 禁忌证

（1）周身情况差，不能耐受手术。

（2）对侧颈动脉已结扎或阻塞，病变侧估计颈动脉不能重建时。

3. 外科手术治疗

（1）颈动脉体瘤切除，颈内外动脉保存。

（2）颈动脉体瘤切除，颈外动脉结扎切除。

（3）颈动脉体瘤切除，颈动脉切除，以大隐静脉或颈外动脉重建术。

（4）颈动脉瘤切除，颈总动脉切除。未行颈内动脉重建术。

术中注意避免损伤颈内静脉、迷走神经、舌下神经、交感神经。

第三章

主动脉疾病

第一节　主动脉夹层

【诊断标准】

（一）**临床表现**

1. 症状

（1）突发胸背部剧烈疼痛，多描述为撕裂样、针刺样或锐性疼痛。

①疼痛强度比其部位更具有特征性。

②疼痛部位有助于提示分离起始部位。

③疼痛部位呈游走性，提示主动脉夹层的范围在扩大。

④疼痛常为持续性。

（2）夹层破裂或压迫症状　由于夹层血肿压迫周围软组织或夹层假腔，波及主动脉大分支，或破入邻近器官引起相应器官系统损害，出现多系统受损的临床表现。

2. 体征

（1）高血压　远端夹层和部分近端夹层常表现为高血压，不少患者原有高血压病史，起病后疼痛使血压更高。

（2）低血压　常是夹层分离导致心包填塞，胸膜腔或腹膜腔破裂的结果，而当夹层累及头臂血管使肢体动脉损害或闭塞时，则不能准确测定血压而出现假性低血压。

（二）**辅助检查**

（1）D－二聚体　血液D－二聚体水平低于500ng/ml的可能可以排除主动脉夹层的诊断，减少进一步影像学检查的需要。

（2）胸部X线平片，主动脉结明显扩张　胸部X线平片见上纵隔影扩大，对诊断主动脉夹层具有中等程度的敏感性（67%）。

（3）CT动脉重建　CT检查的敏感性和特异性高达96%～100%。它的缺点包括需要碘造影剂，不易确定内膜撕裂的部位。

（4）MRI　是目前主动脉夹层检查和评估的金标准，有高达98%的敏感性和高达98%的特异性。

（5）主动脉造影　在导管室的主动脉造影，可以将腔内治疗同期完成，有利于患者得到快速治疗。

（三）**主要鉴别诊断**

（1）急性心肌梗死（AMI）。

（2）急腹症。

（3）其他原因引起的急性主动脉瓣关闭不全，如感染性心内膜炎引起的主动脉瓣穿孔或腱索断裂、主动脉窦瘤破裂。

（4）急性肺梗死、脑血管意外等其他心脑血管急症。

【治疗原则】

主动脉夹层的治疗原则首先是最快地降低患者的心率和血压，以减少夹层的进一步发展。然后根据影像学上夹层的分型及累及范围以确定进一步治疗方案。

（1）主动脉夹层人工血管置换术适用于急性期及慢性期 A 型主动脉夹层和主动脉直径大于 5cm 或有并发症的急性期及慢性期 B 型主动脉夹层。

（2）主动脉夹层的腔内治疗——主动脉夹层腔内修复术

①适应证：主要适用于 B 型主动脉夹层，单纯腔内修复术或结合传统外科技术治疗 A 型主动脉夹层的病例数正逐步增多。

②禁忌证：主动脉夹层解剖形态不适于腔内修复术治疗或并存恶性肿瘤或其他疾病预期寿命不超过 1 年者。

第二节 腹主动脉瘤

腹主动脉瘤（abdominal aortic aneurysm，AAA）是指腹主动脉的直径扩张超过正常动脉的50%以上。广义的AAA指累及膈肌以下的腹主动脉，狭义的AAA特指肾动脉水平以下的腹主动脉瘤样扩张，这一部分也是主动脉瘤中最常见的形式。多数的AAA会同时累及一侧或双侧的髂总动脉，甚至髂内动脉，但同时累及髂外动脉的很少见，故一般将累及腹主动脉及双侧髂总动脉的主－髂动脉瘤也称为AAA的一种情况。本文主要介绍的是肾下腹主动脉瘤。累及肾动脉水平以上的腹主动脉瘤，可以参阅胸腹主动脉瘤章节。

AAA好发于老年男性，尤其是吸烟的患者，在高加索人种和西班牙裔人种中的发病率相当高，在黄种人的发病率虽然要明显低于其他人种，但近年来的检出率也显著提高。

【发病机制】

传统意义的AAA是指腹主动脉的真性动脉瘤，由于外伤、感染、血管炎性病变导致的假性动脉瘤不属于此类。后者在治疗上与传统意义的AAA有相通之处，但也有其各自的特色，在这里不赘述。真性腹主动脉瘤多表现为动脉中层的弹力纤维和基质蛋白的破坏，动脉粥样硬化在动脉基质层破坏的过程中起到关键的作用，同时强大的主动脉压力使管壁力量薄弱，形成动脉扩张，动脉瘤形成。

病因：AAA的真正病因并不好界定，下面所提的几点可以被认为是AAA的危险因素：吸烟；遗传因素；动脉粥样硬化。

【诊断标准】

1. 临床表现

（1）绝大多数腹主动脉瘤没有症状，使得很多患者罹患此疾病时无法自知。有些患者无意中发现腹部搏动性包块，才得到诊断。少数患者会有动脉瘤压迫症状，主要表现为上腹部饱满不适。

（2）合并有腰背痛的AAA，多提示动脉瘤有破裂风险，甚至已经破裂，腰背痛的程度可以表现为钝痛，也可以为剧烈的疼痛。

（3）破裂的腹主动脉瘤主要表现为腰背剧烈疼痛、低血压性休克，甚至昏迷等症状。

（4）腹主动脉瘤往往合并有较多的附壁血栓，一旦血栓脱落，也可以表现为远端肢体动脉搏动消失、急性缺血性改变等。

2. 体检

没有破裂的AAA，主要查体表现为腹部搏动性包块，但要区别腹主动脉前方肿物，传导性搏动，或扭曲的主动脉被误认为腹主动脉瘤。

3. 辅助检查

（1）B超　常常是首诊检查腹主动脉瘤的检查手段，也可以作为筛查的手段，尽管B超可以测量主动脉的直径，但其准确性依赖于操作者的经验和动脉瘤的形态。另外过于肥胖或肠气严重的患者也不易观察。

（2）多排螺旋CT主动脉重建　结合轴位相的多排螺旋CT主动脉重建已经基本成为腹主动脉瘤的最常用诊断手段。尤其在首次发现AAA的时候，使用CTA可以准确地测量主动脉瘤的直径、动脉瘤内的附壁血栓情况、动脉瘤与周围脏器的关系，尤其在尽早发现主动脉瘤先兆破裂等方面非常敏感。CT三维重建后，还可以最直观地了解动脉瘤的解剖结构、瘤颈的条件、瘤颈成角情况、双侧髂动脉的形态，以及髂内动脉的受累情况，这些资料对于未来手术方式及腔内治疗支架的选择都非常重要。

（3）核磁主动脉重建　对于腹主动脉瘤的诊断准确性与CT相当，对于因为肾功能不全不适用CT对比剂的患者也可以使用此方法诊断。

（4）主动脉造影　已经不再是腹主动脉瘤诊断的必要条件，主要作为腔内修复术前的必要过程。

4. 诊断要点

（1）腹部搏动性肿物，病史及体检。

（2）任一影像学检查，发现动脉直径扩张达原动脉50%以上时。

【治疗原则】

1. 无症状的腹主动脉瘤治疗方法

（1）随访观察　适用于动脉瘤直径小于5cm，且没有近期快速增长的患者。有些患者的动脉瘤直径虽然大于5.5cm，提示动脉瘤破裂风险大大提高，但由于患者一般情况不适合积极的手术治疗，也可以采取随访观察的方法。

观察的基本流程是：2.5～3.4cm的动脉瘤，可以每2年采用彩超进行随访；

3.5～3.9cm 的动脉瘤，建议每年使用彩超随访；4～4.9cm 的动脉瘤，建议每半年随访，可以使用 CT 或超声作为随访手段。目前并没有有效的药物可以预防动脉瘤的增长，控制血压和戒烟更为重要。在降压药物的选择上，血管紧张素转化酶抑制剂（ACEI）或 β 受体阻滞剂作为首选。

（2）开放手术　大多用于动脉瘤直径大于 5cm，也有文献把大于 5.5cm 作为手术适应证。患者的一般身体情况应能够耐受开放手术，多用于相对年轻的患者（<70 岁）。

（3）腔内治疗　使用支架型人工血管（Stent－Graft）进行腔内修复术的手术适应证与开放手术基本相当，鉴于其微创的特点，可以对一些高龄、合并症多的患者，或者腹腔有手术史的患者进行腔内修复术。

2. 术前准备

（1）患者评估　开放手术和腔内治疗的评估要点基本相同，腔内治疗有一定的特殊要求，会分别讲述。共同的评价内容包括以下几方面。

①有无冠心病史：包括心肌梗死、不稳定型或稳定型心绞痛，必要时进行冠状动脉的无创或有创的检查，并及时完成冠状动脉重建。

②心律失常：尤其是快速性房颤、重度房室传导阻滞、新发的严重室性心律失常等。必要的 Holter 检查，以及术前心脏起搏器的应用可以减少围手术期并发症的发生。

③COPD 病史：对于肺动能检查提示 FEV_1 <60% 的病例，要慎重选择开放手术，至少要积极戒烟 3 个月后再手术为宜。

④肾功能检查：对于是否选择腔内修复术非常重要，已经存在中－重度的肾功能不全的病例，腔内修复术后发生对比剂肾病并导致肾功能衰竭的可能性大大增加。

⑤有无恶性肿瘤性病变。

（2）动脉瘤的评估　各种影像学检查，评估大小、部位。此点对于腔内修复术尤为重要。一般而言，良好的腔内修复术要求瘤颈长度不小于 1.5cm，瘤颈角不大于 60°，瘤颈没有严重的钙化或附壁血栓，瘤颈的形态相对规则而非锥形瘤颈或梯形瘤颈等，双侧髂动脉直径不小于 5mm，主动脉分叉部位的髂动脉成角不要过大等。另外，双侧髂内动脉的情况也需要有效评估，原则上应尽量保留至少一侧的髂内动脉。而准备开放手术的病例，则在评估动脉瘤的时候重点关注动脉瘤与肾动脉的距离，以及与肾静脉的关系，双侧髂总动脉和髂内动脉的条件，以决定远端吻合的位置等等。

3. 开腹手术的基本步骤

（1）全麻。

（2）正中切口，或腹膜后切口。

（3）动脉瘤分离，勿损及空肠及下腔静脉，主动脉在肾下阻断，阻断前用肝素。有些病例需要将肾静脉解剖后牵拉以有效显露主动脉的近端，以保证在健康的动脉壁阻断和缝合。

（4）纵行切开腹主动脉瘤壁，依次缝合返血的腰动脉，取分叉型人工血管置换，近端与腹主动脉肾下段行端－端吻合。

（5）远端与双髂动脉吻合，根据髂动脉的条件，可以选择髂总动脉、髂外动脉作为吻合位置，端－端吻合为多见。

（6）人工血管吻合满意后，确保远端供血满意，将主动脉壁和后腹膜依次缝合，可以避免远期主动脉肠瘘的发生。

4. 开腹术后并发症及预防

（1）心脏并发症　多数心脏缺血，在术前 2 日内。减少心率和血压以减少氧耗，足够供氧，有效止疼。对于老年、有冠脉病史的病例，适当放宽输血的指征。

（2）出血　常因近端主动脉吻合口和医源性静脉损伤所致，左肾静脉损伤、髂静脉损伤也偶见。如是弥漫性出血，常因凝血因子缺乏，血小板减少或过低所致。

（3）血液动力学　主动脉阻断及松钳的过程中，心脏后负荷增加或减少，可以出现血压的快速升高或降低，并进而影响心脏的功能和其他脏器的供血。在阻断和松钳之前需与麻醉医生沟通，缓慢操作，如果在松钳后发生血压降低，应立即重新阻断。

（4）医源性损伤　输尿管：多见于解剖髂动脉时；脾：常由过度牵引所致；人工血管感染。

（5）肾衰　注意血容量的维持，维持心输出量和肾血流灌注，避免应用肾毒性药物。

（6）胃肠并发症　肠麻痹，腹泻，乙状结肠缺血发生率 1%。

（7）远端栓塞。

（8）截瘫　极为罕见。

（9）性功能减退　多见于腹主动脉末端的解剖和游离过多的病例。

（10）静脉血栓栓塞症。

5. 腔内修复术的简明步骤

（1）全麻或双侧腹股沟局麻。

（2）常规切开双侧股动脉，有些新的支架系统可以使用穿刺方式，预埋血管缝合器。个别的患者单侧或双侧髂动脉严重狭窄或闭塞，需要预先进行髂动脉扩张，甚至可能需要先行髂动脉人工血管旁路术，在人工血管上做穿刺，此时需行腹膜外入路。

（3）经一侧送入主动脉支架主体，支架第一节覆膜区自肾动脉以下释放，注意勿覆盖肾动脉。

（4）经对侧送入主动脉髂腿延长支。

（5）造影明确内漏情况，根据内漏的程度选择处理。

6. 腔内修复术的常见并发症

（1）内漏　指动脉瘤腔在支架植入后仍有持续的血流进入，从而增加远期动脉瘤腔进一步增加的可能。共分为4型，可以发生在支架植入后的近期和远期。

Ⅰ型为主动脉与支架的连接处漏血，其中ⅠA型为近端内漏，是最严重的一种情况，ⅠB型为远端内漏。Ⅰ型内漏需要积极处理，采用的方法包括球囊扩张、植入新的支架，甚至转为开腹手术。

Ⅱ型指动脉瘤的分支动脉返血造成内漏。多见于腰动脉和肠系膜下动脉。一般不需要特殊处理，可以随访观察。如果在观察中发现动脉瘤腔仍有增大，且仅有Ⅱ型内漏，可以行动脉栓塞等方法。

Ⅲ型指支架的各个连接处的漏血，也需要积极处理，如连接处没有脱位可以行球囊扩张纠正，如有连接脱位，则需植入新的支架或转开腹手术。

Ⅳ型指支架的膜有一定的渗透性导致的漏血，大多不需要处理。

还有一些尽管没有内漏，仍出现动脉瘤的增大，成为内张力（endotension），也有称为Ⅴ型内漏。

（2）支架移位　多见于瘤颈过短或支架选择的直径过小造成，通常需要再次植入新的支架甚至需要开腹手术。

（3）髂动脉破裂　多见于髂动脉狭窄，而且操作粗暴造成。

（4）对比剂肾病。

（5）伤口感染或血肿。

（6）支架感染。

7. 腹主动脉瘤破裂的基本处理流程

（1）诊断　腹部搏动性包块，伴有剧烈的腹部或腰背部疼痛，同时有明显的失血性休克表现是典型的腹主动脉瘤破裂的症状和体征。对于血流动力学尚能稳定的患者，建议尽快完成 CTA 检查，可以明确动脉瘤破裂的诊断；血流动力学无法稳定的患者，临床又高度提示腹主动脉瘤破裂的患者，可以直接在造影下诊断，同时给予主动脉球囊阻断减少出血和稳定血压。

（2）治疗　也可分为开腹手术和腔内治疗，基本操作步骤和常规操作接近，但应注意的是首要的任务是控制出血。具体选择何种方法，可根据各单位的条件和经验进行。

8. 感染性腹主动脉瘤的处理基本思路

感染性腹主动脉瘤多表现为假性腹主动脉瘤，患者伴有或不伴有发热等症状，但红细胞沉降率、C 反应蛋白明显增高，CT 上表现多为单一破口的假性动脉瘤，瘤腔内有不规则的蜂房样改变。血清细菌培养可能为阳性，也可为阴性。对于临床上高度怀疑或确诊的感染性腹主动脉瘤，尽可能地在术前给予充分的抗生素治疗。抗生素多选择针对阴性杆菌，尤其是沙门菌的抗生素。在充分地抗感染治疗 4 ~ 6 周后，可以考虑原位置换人工血管或覆膜支架植入，术后坚持抗感染半年以上，但如此操作，仍有迟发性感染复发的可能。可以选择解剖外途径，或者行自体静脉置换，也有文献报道使用含银的人工血管置换等。

9. 炎性腹主动脉瘤的处理基本思路

炎性腹主动脉瘤，常与腹膜后炎性包块、腹主动脉周围炎等疾病类似，CT 上表现为腹主动脉瘤周围葱皮样增厚，有时可以累及输尿管或结肠，造成肾盂积水或排便困难等。处理上首选免疫抑制治疗和激素治疗，对于药物治疗下仍有疼痛，可以行腔内修复，减少动脉压力。也有文献行主动脉置换，但手术难度相对较大。

第三节　胸腹主动脉瘤

【诊断标准】

1. 临床表现

通常TAA无症状，或症状较微。腹痛、腹胀、背痛，在动脉瘤破裂和致死之前患者可出现较重症状。

（1）压迫症状　压迫气管、支气管压迫可产生喘鸣。压迫食管可致吞咽困难或呕血，腐蚀到十二指肠，致大量胃肠道大出血。压迫肝、肝门致黄疸。压迫喉返神经致声哑，椎体受蚀致背痛、截瘫。动脉瘤体内斑块或附壁血栓脱落致下肢或内脏血管阻塞、缺血。

（2）体征　腹部可扪及搏动性肿物，但肿物上缘不能扪及，有轻度压迫，在相应内脏开口区可闻及血管杂音。

2. 辅助检查

（1）胸部X线　TAA，在胸部X线上，显示纵隔增宽，甚至可见动脉瘤边缘钙化影。

（2）B超　可查见腹主动脉瘤大小、有无附壁血栓、有无累及腹内脏器血管情况及下肢髂动脉。

（3）CT、MRI　显示动脉瘤大小、附壁血栓及动脉分层。CTA一定程度上可代替血管造影。

（4）TEE　经食管超声显示胸主动脉瘤情况。

（5）动脉造影　是目前诊断动脉瘤的金标准，可显示动脉瘤大小、范围及累及脏器血管情况，侧支循环建立以及做到胸腹主动脉分型。

3. 鉴别诊断

（1）通常TAA及AAA均主诉为腹部搏动性肿物，症状少，下列情况可出现症状。

①压迫症状：动脉瘤增大压迫致胸闷和腹胀。

②主动脉及其分支阻塞，如累及内脏动脉分支可出现腹腔动脉综合征，和肠系膜上动脉供血不足，肾动脉狭窄致肾性高血压。

③动脉瘤破入邻近脏器或游离腹腔，可导致大出血，如形成十二指肠瘘致急性上消化道大出血。

④动脉壁分层致腰背部痛，截瘫和休克。

（2）伴发病症状　伴发病症状较多，与动脉硬化有直接联系，如高血压、冠心病、肺、脑动脉硬化等。

（3）诊断步骤

①病史和体检：腹部搏动性肿物，伴有或没有压迫症状。

②无创检查：超声多普勒，然后依次选择2～3项辅助检查。

③动脉造影。

④CTA：可部分替代动脉造影。

【治疗原则】

1. 手术指征

有症状的动脉瘤和无症状的动脉瘤>4cm者应手术。

2. 手术前准备

（1）同AAA术前准备。

（2）全麻前准备　胃管、尿管、备血、禁烟。

（3）开胸、开腹准备（手术器械）。

（4）人工血管准备，比一般AAA手术的血管要长。

（5）Cell Saver。

3. 手术方法

（1）改良Crawford法，间断并缩短主动脉阻断时间。

（2）成功重建肋间动脉，腹腔动脉、肠系膜上动脉、双肾动脉、胸主动脉及双髂动脉。

（3）仔细止血，注意内脏原位复位。

（4）注意术中监测，术中低血压时间不能太长。

第四章

内脏及四肢动脉瘤

内脏动脉瘤（visceral arterial aneurysm）是指内脏动脉壁局部因薄弱或病变导致向外膨出，形成永久性局部扩张。内脏动脉瘤为罕见疾病，发病率 <0.2%。但由于现代影像技术，尤其是CT和MRI技术的广泛应用使动脉瘤经常被早期和偶然被发现，以及血管内治疗技术的应用导致这类疾病增加。内脏动脉瘤的发生率依次为脾动脉瘤（60%~80%）、肝动脉瘤（20%）、胰腺分支动脉瘤（6%）、肠系膜上动脉瘤（5.5%）、肾动脉瘤（3%）及腹腔动脉瘤。

主要分为真性动脉瘤（true aneurysm）和假性动脉瘤（false 或 pseudoaneurysm）。真性动脉瘤壁包括所有三层动脉壁（内膜、中层和浆膜层），多数动脉瘤属于真性动脉瘤。而假性动脉瘤则是局部动脉壁被撕裂或穿破，流出的血液被邻近的组织包裹而形成的血肿。

从形态学上内脏动脉瘤又分为囊状动脉瘤和梭形动脉瘤。而动脉瘤与邻近分支的关系则如下图：

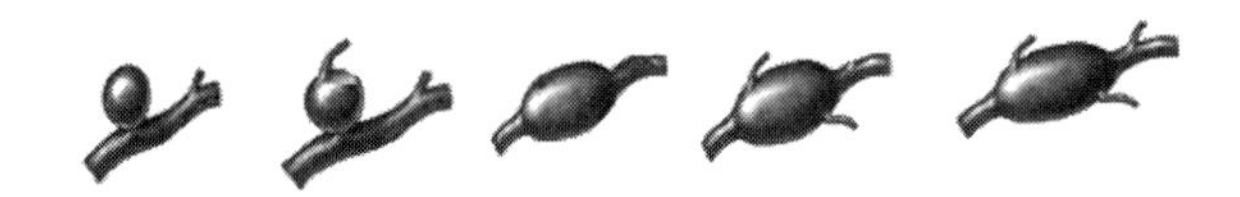

（Schwartz CJ，White TA. Aneurysm of the renal artery. J Pathol Bacteriol，1965，89：349~356.）

假性动脉瘤自愈者很少有破裂的危险（最高达25%），而且一旦破裂，死亡率达50%，所以假性动脉瘤都需要治疗。而真性动脉瘤破裂的危险性较低。由于缺乏真性动脉瘤自然病史的资料，其如何治疗的决定取决于个体化因素，包括大小、症状、生长变化、载瘤动脉的供血区域和患者本身的状态。

【诊断标准】

1. 病因

（1）外伤。

（2）医源性　经皮介入治疗后，如活检、经皮引流内脏血管内介入治疗后。

（3）感染　如心内膜炎、静脉药物滥用。

（4）蛋白水解酶作用　如胰腺炎。

（5）遗传性疾病　Ehlers-Danlos 综合征，Marfan 综合征。

（6）囊性中膜坏死（cystic medial necrosis）。

（7）血管炎　多结节性动脉炎。

（8）肌纤维发育不良。

（9）药物　安非他明滥用。

（10）动脉粥样硬化疾病。

（11）肿瘤　肾血管平滑肌脂肪瘤。

2. 适应证

（1）假性动脉瘤　不管大小和有无症状都需要治疗。

（2）真性动脉瘤

①育龄非孕女性直径2.0～2.5cm的内脏动脉瘤。

②肝移植患者直径2.0～2.5cm的内脏动脉瘤。

③症状性动脉瘤，如缺血、出血和肾血管性高血压。

④观察随访期间动脉瘤直径增大。

*ACC和AHA出版指南动脉瘤治疗的直径为2.0cm，其他作者建议2.5cm。

【治疗原则】

1. 禁忌证

没有绝对的禁忌证。相对禁忌证如下。

（1）血管造影禁忌证

①对碘造影剂严重过敏（可以考虑CO_2或MRA）。

②不能纠正的凝血障碍。

③肾功能不全。

（2）怀孕。

（3）载瘤血管区急性或慢性感染。

（4）急性甲状腺功能亢进。

（5）甲状腺癌和计划放射性碘治疗。

（6）孤立肾肾动脉瘤。

2. 操作准备

（1）术前评估

①术前应进行CT血管造影或磁共振血管造影评估血管解剖和解剖关系。特别是有无存在动脉变异，以及了解动脉瘤邻近动脉分支解剖的情况。

②最近的实验室检查包括全血细胞技术（CBC）、血小板部分凝血酶原时间（PTT）、INR、肌酐、肾小球滤过率（GRF）和C反应蛋白。

③获取知情同意书。

（2）患者准备

①患者术前应禁食6小时，药物除外。

②建立静脉通路，确保患者持续水化状态。

③预防性静脉抗生素目前仍然存有争论。

④标准的监护包括血压、心率和血氧。

⑤标准的皮肤消毒和铺巾。

⑥大多数病例是经股动脉入路，某些病例经肱动脉入路较好，如主动脉发出角度较小的肠系膜上动脉或腹腔动脉。

3. 基本操作

（1）经动脉入路后，用4F或5F Cobra导管进行载瘤动脉的选择性内脏动脉导管术。

（2）为了减少肠蠕动，提高图像采集的质量，推荐使用东莨菪碱20～40mg肌内注射。

（3）进行选择性内脏动脉造影，并考虑可能发生的动脉变异情况。

（4）如果可能，经导管动脉内注射造影剂，进行平板DSA的类CT扫描（digital flat－panel detector cone－beam computed tomography，CBCT）。它能够提供更多的血管解剖信息，特别是如果DSA造影后动脉解剖结构并不十分明确的情况下。

（5）为了保证工作导管（working catheter）稳定进入靶血管，可以考虑应用引导鞘和引导导管与工作导管组成共轴导管系统。

（6）为了避免刺激载瘤血管痉挛，导管不应该前进到与靶血管直径相当区域，即血管直径应小于2倍导管直径。

（7）内脏动脉瘤栓塞材料的选择主要依据操作者的经验和偏好。文献中报告的内脏动脉瘤栓塞材料包括覆膜支撑架、弹簧栓子、支撑架辅助弹簧栓子栓塞、胶或Onyx、血管塞（amplatzer plug）。没有任何一种栓塞材料在临床疗效和并发症发生率方面优于另外一种。

（8）标准的内脏动脉瘤栓塞技术

①前－后门栓塞技术（front－back door embolization）：也被称为三明治技术，

通常是指应用弹簧栓子阻塞动脉瘤远端流出道（后门）和其近端滋养动脉（前门）。多数内脏动脉瘤使用这一技术。

技术首先要求完全阻塞动脉瘤颈远端流出道。而且在阻塞动脉瘤近端动脉之前应该进行血管造影证实远端流出道的阻塞。为了这一目的当导管超越内脏动脉瘤颈部进入远端流出道后，先释放大于靶血管直径 10% ~20% 弹簧栓子，再释放小弹簧栓子进行致密填塞。最后用大弹簧栓子阻塞近端流入动脉。

②跨瘤颈覆膜支撑架：覆膜支撑架越来越多用于内脏动脉瘤的治疗。这一方法将覆膜支撑架跨越动脉瘤颈释放，隔绝动脉瘤囊与体循环的关系同时保持载瘤动脉远端的血流灌注。与其他器械（如微弹簧栓子）比较，覆膜支撑架的释放导管直径较大和较硬，所以更适合直径较大和解剖走行更平直的载瘤动脉，如脾动脉近端的动脉瘤、肾动脉瘤等。而使用这种技术的时候，必须注意动脉瘤附近的分支，以减少缺血的并发症。来自于全身疾病（如血管炎）或炎性疾病（如胰腺炎）的动脉瘤时，难以精确决定受累动脉壁的长度时，应该考虑其他方法。

③动脉瘤囊的填塞技术：是指将弹簧栓子经导管致密性填塞进入动脉瘤囊，而保留载瘤动脉本身的开放。在理想的情况下，这一技术仅适合窄颈动脉瘤。但要注意假性动脉瘤的动脉壁较弱，弹簧栓子填塞过程中可能会导致动脉壁穿孔。真性或假性动脉瘤进行瘤囊填塞技术可以联合上面提及的前 - 后门技术。

④支撑架辅助瘤囊填塞技术：指将裸支撑架跨越内脏动脉瘤颈释放后，再将微导管穿过支架网眼进入动脉瘤囊并使用微弹簧圈进行瘤囊致密填塞。主要用于宽颈内脏动脉瘤的栓塞。

⑤液体栓塞剂技术：是指应用液体的胶或 Onyx 胶对动脉瘤囊进行填塞。对于有经验的操作者这是一个安全和有效的技术。它主要的优点是可以保留载瘤动脉的远端灌注。为避免意外栓塞，建议使用暂时性球囊阻塞瘤颈后再进行动脉瘤囊液体胶填塞。该技术也可以和其他栓塞技术一样，进行上面所提及的前 - 后门栓塞技术。但需要注意动脉瘤邻近的分支解剖，避免缺血并发症。

⑥凝血酶注射：通过腹部经皮内脏动脉瘤囊注射凝血酶主要用于动脉入路受限或不可能的情况下，如以前进行过动脉瘤的弹簧栓子栓塞。一般是在透视、CT 或超声引导下用 22G 针直接经皮穿刺动脉瘤囊。在透视情况下通过注射造影剂有助于确定针尖的位置是否在动脉瘤囊内。动脉瘤囊内注射凝血酶应该使用较小的剂量和容量。一般 500 万 U 凝血酶用盐水 1 ~2ml 稀释后注射，对于造成大多数动脉瘤内

形成血栓是足够的。

4. 器官相关性动脉瘤

见后述的分章节。

5. 术后处置

（1）标准的血管造影后卧床休息和观察。

（2）疼痛的对症治疗。

（3）如果有呕吐症状，做抗呕吐治疗。

（4）出院前或1个月后进行CT或MRI检查观察动脉瘤囊灌注情况和灌注远端缺血情况。

（5）住院时间的长度取决于患者的一般情况、栓塞后综合征的程度及是否有并发症存在。

6. 结果

有关血管内治疗内脏动脉瘤的资料是有限的。多数是小样本、单中心、不同内脏血管和不同栓塞方法的回顾性研究。

（1）技术成功率　90%～100%。

（2）不同技术之间的比较和与外科治疗比较的文献报告非常有限。

（3）还没有长期临床结果的临床报告。

7. 并发症

（1）动脉穿刺部位的血肿和假性动脉瘤形成。

（2）器官梗死　特别是肾、肝和脾门处动脉瘤。表现为栓塞后综合征，发热、疼痛、恶心和潜在的器官功能的变化。

（3）意外栓塞后，梗死器官的脓肿形成是罕见的（1%）。

（4）技术相关并发症，动脉瘤栓塞引起的胃、肠壁坏死；以及动脉瘤囊填塞过程中的动脉瘤破裂。

8. 并发症处理

（1）脓肿　抗生素治疗和经皮引流。

（2）栓塞后综合征　水化（hydration）、抗呕吐和止疼的支持治疗。

（3）动脉瘤破裂　需要紧急治疗，通常是血管内治疗，在罕见的情况下需要外科治疗。

第一节　内脏动脉瘤

一、脾动脉瘤

【诊断标准】

1. 症状

脾动脉瘤一般较小，多数无症状，少数患者表现为左上腹或中上腹部不适或钝痛。极少数瘤体破裂的患者可有先驱症状，即间歇性左季肋区或左上腹疼痛，且放射至背部。有时脾动脉瘤以破裂为首发症状，其临床表现因破裂部位的不同而各有差异，破裂后的症状则有上腹部剧痛、左肩部放射痛（Kehr 征）和左肋缘下的腹壁触痛，同时还伴有恶心、呕吐和其他的出血表现。

2. 体征

查体时或可扪及肿大的脾脏，瘤体较大时可于左上腹触及搏动性肿块，左上腹可闻及血管杂音。

3. 辅助检查

（1）腹部 X 线平片　约 68% ~72% 的脾动脉瘤伴有钙化，腹部平片常可发现左上腹部曲线形或环状不透亮区域的钙化灶。

（2）超声　B 超可发现左上腹占位病变，多普勒超声可显示瘤体内血流的变化。

（3）CT 及 MRI　腹部 CT 和 MRI 扫描可以了解动脉瘤的大小、与周围脏器的关系，瘤壁钙化的情况。

（4）选择性腹腔动脉造影　可以确切了解脾动脉瘤的部位、大小、范围及与邻近器官的关系，是术前诊断及制定手术方案的最重要手段。

4. 鉴别诊断

可与脾囊肿、脾脓肿、脾动静脉畸形、脾血肿、脾脏肿瘤相鉴别，出现瘤体破裂症状时应与心绞痛、上消化道穿孔、腹主动脉瘤破裂等急症相鉴别。

【治疗原则】

1. 手术适应证

（1）症状明显，特别伴有急剧左上腹疼痛的患者，疑有破裂先兆或腹腔内出血者，应急诊手术。

（2）孕妇即使无症状，一经确诊，应于产前择期手术。育龄期患者应在怀孕前择期手术。

（3）脾动脉瘤一经诊断且直径 >20mm，择期手术。

（4）脾动脉瘤逐渐增大者，限期手术。

2. 手术要点

根据脾动脉瘤的具体部位，采用不同的术式，常采用上腹部正中切口，左肋缘下切开也有助于显露。

（1）如瘤体靠近腹腔动脉或远离胰腺时，可行瘤体切除术和脾动脉重建术。

（2）如瘤体紧靠胰腺，则行脾动脉瘤远、近端动脉结扎术。

（3）如瘤体位于脾动脉远端，甚至累及脾门或并发慢性胰腺炎，可将动脉瘤连同脾脏甚至胰体尾部一并切除。

（4）如脾动脉瘤与门静脉间有内瘘，应在阻断瘤体血供后予以切开，修复瘘口后，再切除瘤体。

近年来，随着腔内治疗手段的提高，经皮脾动脉栓塞术治疗脾动脉瘤和抢救脾动脉瘤破裂也得到了广泛的应用。

二、肝动脉瘤

【诊断标准】

1. 症状

肝动脉瘤常无症状，有时可出现与进食无关的右上腹部疼痛，压迫胆管时可引起梗阻性黄疸，压迫胰管可导致继发性胰腺炎。很多患者以瘤体破裂为首发症状，肝动脉瘤破裂最常见的并发症是破裂后与胆管相通引起胆绞痛、急性上消化道出血和梗阻性黄疸。极少数肝动脉瘤破裂与门静脉相通，可产生门脉高压症。

2. 体征

查体时或可扪及肿大的肝脏，瘤体较大时可于右上腹触及搏动性肿块，右上腹可闻及血管杂音。瘤体破裂进入胆管的可出现胆囊肿大，破入门静脉的可有门静脉高压的各项体征。

3. 辅助检查

（1）实验室检查　血液和生化检查一般无特殊意义，可有血清中肝脏功能酶水平的升高，当伴有胆道感染时，可有白细胞计数增多。

（2）其他辅助检查　上消化道钡餐，可有胃幽门部或十二指肠被推压和移位征象。腹部平片有时可见蛋壳样动脉瘤壁钙化影。确立诊断必须依赖于选择性腹腔动脉造影。

4. 鉴别诊断

外伤性肝动脉－胆道瘘、十二指肠溃疡、胆道肿瘤及门静脉高压症等所致的上消化道出血、肝脏肿瘤、肝脓肿、肝囊肿等在鉴别诊断时均应考虑。

【治疗原则】

1. 适应证和禁忌证

肝动脉瘤破裂后病死率可高达40%～100%，故肝动脉瘤一经诊断，均应手术治疗或通过介入手段治疗。

2. 手术要点

由于肝动脉结扎后一般不会引起严重的肝供血障碍，故可先试行阻断肝动脉，观察肝脏血运情况。若无血运障碍，则可做瘤体结扎或结扎加切除术；若有血运障碍，则需切除后行旁路自体静脉或人工血管搭桥术。对于肝内的有动脉分支的肝动脉瘤，可行相应肝段（叶）的部分肝切除术。

近年来，随着腔内治疗设备和技术的提高，对那些肝动脉远端的动脉瘤，特别是紧靠第二、第三肝门位置的动脉瘤，由于其解剖部位险要，外科手术风险极大，可通过超选择性血管栓塞，包括弹簧圈栓塞、胶等来治疗肝动脉瘤和肝动脉瘤破裂，其成功率可达76%。

三、肠系膜上动脉瘤

【诊断标准】

1. 症状

肠系膜上动脉瘤很少破裂，但常常因为形成血栓而引起肠管缺血，患者可表现为腹部不适，乃至明显腹痛、腹泻、纳差、便血、体重下降等。

2. 体征

如瘤体较大可触及腹部搏动性肿块，发生破裂时，出现腹腔内出血呈现急腹症症状。

3. 辅助检查

CT、MRI和超声多普勒等检查均有助于诊断，破裂时CT可显示肠系膜血肿，间接提示肠系膜上动脉瘤的出血。SCTA及MRA近年来较广泛应用，具有较高诊断价值。动脉造影是确诊肠系膜上动脉瘤的最可靠方法，除可了解其形态、部位、大小、范围等，还可了解动脉瘤的血供及与内脏的关系，并对已有破裂出血的患者明确其出血原因。

4. 鉴别诊断

应与其他可以引起腹痛及消化道症状的疾病相鉴别，比如肠系膜动脉栓塞、急性肠梗阻、急性胰腺炎等。

【治疗原则】

1. 适应证和禁忌证

由于肠系膜上动脉瘤易并发出血或栓塞远段动脉引起肠供血障碍，因此，一旦确诊，不论瘤体大小均应尽早手术，主要宗旨是解决肠管缺血的问题。

2. 手术要点

肠系膜上动脉因其解剖及生理特点，目前普遍采用瘤体切除，应用自体静脉或人工血管进行主动脉－肠系膜上动脉旁路移植或其他血管重建术，因肠缺血易导致血管感染，故以自体静脉为首选。对肠系膜上动脉分支的动脉瘤，可切开瘤体从内侧将动脉瘤流入、流出道动脉缝扎或将动脉瘤及该动脉所供血肠段一并切除；对既往已有肠系膜上动脉慢性阻塞的病例，如侧支循环丰富足以维持肠管血供，则单纯结扎和切除肠系膜动脉瘤即可达到治疗结果。

腔内治疗根据瘤体的位置和形态，可采取弹簧圈栓塞、植入裸支架加栓塞、植入覆膜支架等方式治疗。

四、肾动脉瘤

【诊断标准】

1. 症状

大多数的肾动脉瘤无任何症状，在高龄患者中则容易因为瘤体进行性增大而产生疼痛、血尿、高血压等症状。

2. 体征

查体时可在腹部触及搏动性的肿块或在腹部听到血管杂音。

3. 辅助检查

（1）实验室检查　可发现肉眼或镜下血尿。

（2）X 线平片　可见约 1/4 的肾动脉瘤发生钙化，钙化呈蛋壳样花环状，多为边缘性钙化，位于肾门附近。静脉肾盂造影多无异常。

（3）CT 平扫　为肾内或肾旁稍高密度肿块，边界清楚、光滑边缘可见弧形钙化。增强扫描一般明显强化，强化程度高于肾实质，接近于动脉。有时可见到供血血管与瘤体相连。当有血栓形成时，强化可不均匀。合并动静脉瘘时，造影剂快进快出。

（4）肾动脉造影　为最可靠的检查方法，可直接显示动脉壁的囊状膨出或梭形扩张，单发或多发，部分有动静脉瘘时，可见肾静脉早期显影，供血动脉有代偿性增粗并扭曲。

4. 鉴别诊断

应与肾囊肿、肾脓肿、肾脏外伤血肿、肾脏肿瘤等相鉴别。

【治疗原则】

1. 手术适应证

（1）所有有症状的肾动脉瘤。

（2）合并肾动脉狭窄的肾动脉瘤。

（3）合并肾动脉远端栓塞的肾动脉瘤。

（4）孕妇或育龄期患者。

2. 手术要点

手术原则是切除肾动脉瘤，保留肾脏和维持正常的肾功能，但对于破裂性肾动脉瘤，肾切除可能是唯一的选择。对位于肾动脉主干或偶尔累及分叉起始部的单个动脉瘤，可切除动脉瘤外加修补术。对于累及肾段动脉的动脉瘤则切除动脉瘤后，直接将受累动脉移植于邻近未受累动脉或利用自体大隐静脉行血管重建术。对于肾动脉瘤切除后肾动脉太短或合并肾动脉狭窄时，可利用大隐静脉或人工血管行主动脉－肾动脉搭桥术。若肾动脉累及肾门，呈多发性时，可将动脉瘤逐个切除，然后用大隐静脉或下腹部血管进行重建，对肾内动脉瘤，有时需要部分肾切除甚至全肾切除，但须保证对侧肾脏功能良好。

介入性栓塞治疗具有创伤小、效果显著、简单安全的特点，近年来应用广泛。

第二节　内脏动脉狭窄性疾病

一、肾动脉狭窄

【诊断标准】

1. 症状

出现高血压引起的症状。对一般降压药反应欠佳，对血管紧张素转换酶抑制剂较敏感。

2. 体征

（1）高血压　血压常大于200/120mmHg，以舒张压升高较明显。

（2）腹部血管杂音。

3. 辅助检查

（1）筛选检查　近年来人们探索采用新的非侵入性显影技术来检查肾血管疾病，目前采用的新技术如下。

①卡托普利－肾素激发试验：该项检查的敏感性和特异性可分别达到93%～100%及80%～95%。

②卡托普利－放射性核素肾图：其敏感性和特异性可达90%以上。

③多普勒超声技术：用腹部B超直接检查肾动脉和Doppler测定肾血流技术相结合是目前诊断肾动脉狭窄最常用的筛查方法。有时腹部B超了解肾脏有无萎缩或形态改变也可作为筛选检查。

④磁共振成像（MRI）和CT扫描：近年来磁共振成像和断层扫描也被用于肾动脉狭窄的诊断。MRI诊断的特异性可达92%～97%，而最近的报告显示，CT扫描是诊断肾动脉狭窄最敏感的影像学检查。

（2）确诊检查　筛选检查阳性或虽阴性但临床上高度怀疑者，可做经皮肾动脉造影术。肾动脉造影对肾动脉狭窄诊断最有价值，是诊断肾血管疾病的“金指标”，可反映肾动脉狭窄的部位、范围、程度、病变性质、远端分支及侧支循环情况，并可观察肾脏形态和功能改变，以及对血管扩张或手术指征的判断。

4. 鉴别诊断

主要与原发性高血压和各种类型的继发性高血压进行鉴别。

（1）肾脏病变，如急慢性肾小球肾炎、肾盂肾炎等。

（2）妊娠高血压综合征。

（3）内分泌性病变，如嗜铬细胞瘤、原发性醛固酮增多症等。

（4）脑部疾患，如脑瘤、脑部创伤等。

（5）药源性因素，如长期口服避孕药、器官移植长期应用激素等。

【治疗原则】

1. 肾动脉成形术（PTRA）

肾动脉成形术为治疗本病的首选方法。

（1）指征

① 高血压：若上肢血压测不出，则参考下肢血压水平。

② 单侧或双侧肾动脉主干或其主要分支管腔狭窄大于50%，不伴明显肾萎缩者。

③ 肾动脉狭窄远近端收缩压差大于30mmHg或平均压差大于20mmHg者。

④ 肾动脉无严重钙化者。

⑤ 不能耐受外科手术者。对上述各项指标应从造影形态及功能两个方面综合分析，方能正确选择扩张指征。若肾动脉开口完全阻塞或其远端分支有多发狭窄或缺血侧肾脏重度萎缩者，则不宜做腔内治疗。

（2）治疗　治疗目的在于纠正肾血管性高血压，防止肾功能衰竭。球囊扩张术的疗效与病因有密切关系，以肾动脉纤维肌结构不良者疗效最佳，痊愈或改善者达95.5%，其次为大动脉炎84%，动脉粥样硬化仅为54.5%。

2. 外科手术

根据病情可考虑采用血管重建术或自体肾移植术，若患侧肾脏明显萎缩，肾功能严重受损或丧失，或肾动脉分支广泛病变，可考虑行肾切除术。对双侧肾动脉狭窄患者，采用手术与肾动脉成形术相结合的方法进行治疗，可获得较好的疗效。

3. 药物治疗

对于不适合上述腔内或外科手术治疗的患者，可长期服用降压药物治疗。本病对一般降压药物反应不佳，可用β受体阻滞药及钙拮抗药，血管紧张素转化酶抑制剂（ACEI）对于双侧肾动脉狭窄或单功能肾（自然或人工移植）属于绝对禁忌证。

对单侧肾动脉狭窄所致的肾素依赖性高血压，可考虑用转化酶抑制剂。单侧肾动脉狭窄性高血压用ACEI，虽可使狭窄一侧肾血流压减少，GFR 下降，但健侧肾血流增加，GFR 增加，但用药期间也应注意肾功改变。

二、肠系膜上动脉狭窄

【诊断标准】

1. 症状

餐后腹痛。通常表现为钝痛、绞窄样疼痛，局限在上腹部或中腹部。常出现在餐后 1 小时之内，在其后的 1 ~ 2 小时内缓解。进食量越大，食物中脂肪含量越高，腹部的不适就越强烈。慢性肠缺血常致体重减轻。其他可见便血或便潜血、肠梗阻等。

2. 体征

一般腹部体征不明显。肠缺血急性发作时，腹痛十分剧烈，但往往并没有腹膜炎征。60% 的病例中可闻及腹部杂音。

3. 辅助检查

（1）实验室检查　非特异，仅为营养不良表现，如低蛋白血症和贫血。内窥镜：仅发现肠缺血性的证据。

（2）彩色多普勒超声检查　对于发现显著血管狭窄（大于 70%）及腹腔干和肠系膜上动脉阻塞，多普勒超声的敏感性高达 92%。对分支血管病变或非闭塞性肠系膜缺血（NOMI）易漏诊。

（3）CT 血管造影（CTA）、核磁动脉血管造影（MRA）　可准确判断动脉狭窄部位、程度和范围，肠系膜上、下动脉之间出现粗大的侧支循环——Riolan 动脉，为本病特征性表现，具有诊断意义。MRA 与 CTA 类似，也是良好的诊断方法。

（4）主动脉造影和选择性肠系膜血管造影　诊断缺血性肠系膜病变的金指标。

4. 鉴别诊断

（1）慢性肠缺血的鉴别诊断　慢性胆囊炎、上消化道溃疡、慢性胰腺炎等。

（2）急性肠缺血的鉴别诊断　参见急腹症鉴别诊断。

【治疗原则】

当患者出现肠道缺血症状时，应考虑采取外科手术或血管腔内技术治疗。如不及时治疗，可能进展为重度营养不良或肠坏死，危及生命。

对于无症状的 SMA 狭窄，是否应外科干预或腔内技术治疗，目前尚有争议，一般认为，狭窄率 >70% 者也应考虑手术或腔内治疗。

外科手术方式包括肠系膜上动脉－腹主动脉搭桥术，肠系膜上动脉－髂动脉搭桥术和肠系膜上动脉内膜剥脱术。目前最常用的术式是肠系膜上动脉－腹主动脉搭桥术。但有报道肠系膜上动脉－髂动脉旁路术有一定的优势。术后配合抗凝、祛聚、溶栓等药物和其他辅助治疗，预防血栓复发。

第五章

周围动脉阻塞性疾病

第一节　慢性下肢动脉硬化性闭塞症

下肢动脉硬化性闭塞症是指动脉粥样硬化累及供应下肢的大、中型动脉，导致动脉狭窄或闭塞，肢体出现供血不足表现的慢性动脉疾病。受累血管包括腹主动脉下端、髂动脉、股动脉、腘动脉及以下动脉。临床分四期，Fontaine Ⅰ期：缺乏症状，但可客观上诊断的周围动脉疾病即轻微症状期。Ⅱ期：间歇性跛行期，临床上常以跛行距离以200m作为间歇性跛行期的分界，Ⅱ期常常被划分为Ⅱa期（绝对跛行距离>200m）和Ⅱb期（绝对跛行距离≤200m）。Ⅲ期：静息痛期。Ⅳ期：溃疡和坏疽期。

【诊断标准】

1. 症状

间歇性跛行。

2. 体征

下肢动脉搏动减弱或消失。

3. 辅助检查

（1）Buerger试验。

（2）踝/肱指数测定。

（3）彩色多普勒超声。

（4）磁共振血管造影（MRA）。

（5）CT血管造影（CTA）。

（6）DSA检查。

4. 鉴别诊断

（1）血栓闭塞性脉管炎　多见于中青年男性，主要累及四肢中、小动脉，30%～50%的患者可反复发生游走性血栓性浅静脉炎。

（2）急性动脉栓塞　多数患者有房颤、风湿性心脏病或心肌梗死病史，突发下肢剧烈疼痛。临床表现可概括为“5P”，即疼痛（pain）、无脉（pulselessness）、苍白（pallor）、感觉异常（paresthesia）、麻痹（paralysis）。

（3）腘动脉压迫综合征　常发生于双侧，多为年轻患者，与解剖变异致肌肉压迫腘动脉有关，激发试验有临床意义，静息时脉搏和踝压可正常。

（4）多发性大动脉炎　多见于年轻女性，血管病变常为多发性，累及主动脉弓及其分支，腹主动脉的脏器分支动脉、肢体动脉等引起相应症状。

（5）腰椎管狭窄症　主要表现为神经性间歇性跛行，久站或行走长距离后出现从腰骶部、臀部向小腿后外侧、足背或足底放射的疼痛麻木症状，坐下或蹲下休息可缓解，下肢动脉搏动正常。

【治疗原则】

1. 一般常规治疗

消除危险因素及适当的步行锻炼。

2. 药物治疗

药物治疗的原则是抗凝、祛聚、扩张血管、溶栓、增加侧支循环和镇痛等。

3. 血管腔内介入治疗

腔内血管外科是指在借助影像设备的监视下，利用特殊的微创器械经皮或小切口进入血管腔内对血管疾病进行诊断和治疗的介入治疗技术。包括腔内血管成形术和血管腔内支架治疗。

4. 手术治疗

（1）手术适应证　间歇性跛行；动脉闭塞的近端血管条件及血流好；远端有可重建血管流出道。

（2）手术禁忌证　缺血肢体已广泛挛缩坏死；患肢严重感染引起败血症；动脉远端无可用于血管重建的流出道；严重的出凝血功能障碍；全身情况差，重要脏器功能衰竭，难以承受血管重建手术。

（3）手术方式

①主、髂、股动脉内膜剥脱术：适用于动脉狭窄或闭塞病变较局限者。

②主－髂动脉人工血管旁路移植术：适用于主、髂动脉狭窄或闭塞而远端股动脉或股深动脉流出道好者。

③股－股动脉人工血管旁路移植术：此术式为非解剖途径的人工血管转流术，适用于不能耐受开腹行主髂动脉重建手术的一侧髂动脉狭窄或闭塞并伴有严重间歇性跛行或静息痛的患者。

④腋－股动脉人工血管旁路术：为非解剖途径的人工血管转流术，适用于年老体弱、不能耐受经腹部手术的主、髂动脉闭塞者，或既往有过经腹部手术史。

⑤股－腘动脉自体大隐静脉倒置旁路术：是治疗股腘动脉硬化闭塞症的首选术式。适用于大隐静脉条件好的股腘动脉闭塞患者。

⑥股－腘动脉原位大隐静脉旁路术：与倒置大隐静脉旁路术相比，远期通畅率基本相同，同样要求大隐静脉条件较好。特别适于远端吻合口达腘动脉远端及胫动脉的重建手术。

⑦股－腘动脉人工血管旁路移植术：在无可用大隐静脉作为移植物时，这是治疗下肢动脉硬化闭塞症的常用术式。

⑧人工血管＋自体大隐静脉联合旁路移植术：适于病变范围广，病变病变近端位于髂或股动脉，远端达膝下腘或胫动脉，故近端选用人工血管，远端选用自体大隐静脉。

⑨股深动脉成形术：适于股深、股浅动脉广泛闭塞、远端无可重建血管流出道或患者情况差难以承受股腘动脉重建的高危病例。

⑩截肢术：适用于患肢坏疽的患者，应尽早行截肢术以挽救生命。

⑪外科手术联合血管腔内治疗：下肢动脉硬化闭塞症患者大多病变广泛，同时累及主髂股腘动脉，利用手术与血管腔内治疗可以减少过多手术的创伤，减少了手术并发症率和死亡率。

⑫基因细胞治疗：血管内皮生长因子的基因治疗和干细胞对严重肢体缺血患者的作用还处于研究阶段，已经有临床应用的报告。

第二节　血栓闭塞性脉管炎

血栓闭塞性脉管炎，又称 Buerger 病。病理特点是病变主要累计四肢远端中、小动脉，表现为血管壁全层炎性反应，有腔内血栓形成和管腔阻塞。伴行静脉和浅静脉也可受累，常伴发游走性血栓性浅静脉炎，病因不清，主要与吸烟、寒冷、免疫等多种因素有关。绝大多数患者为青壮年男性，北方寒冷地区发病率明显高于南方。

【诊断标准】

1. 临床症状

（1）早期症状为患肢发凉、怕冷、麻木和疼痛等。

（2）间歇性跛行　随着病情的进一步加重，行走距离逐渐缩短。

（3）静息痛　由于组织严重缺血，即使休息时疼痛也不能缓解。血栓闭塞性脉管炎患者静息痛症状出现较早。

（4）组织缺血性坏死　多表现为足趾干性坏死，合并感染时，表现为湿性坏死。

（5）约 40% 患者有下肢游走性浅静脉炎表现。

2. 临床特征

（1）组织营养障碍的表现　皮肤干燥、脱屑、皲裂、汗毛脱落、皮肤变薄、趾甲增厚变形、小腿肌肉萎缩等。肢端缺血严重时出现坏疽。

（2）肢体远端动脉（如足背动脉、胫后动脉）搏动减弱或消失。

（3）缺血足趾可有缺血性溃疡和足趾坏死。

（4）Buerger 试验阳性。

3. 辅助检查

（1）彩色多普勒超声检查　显示动脉搏动波形幅度降低，可见受累动脉管腔狭窄或闭塞。

（2）下肢动脉 CTA　肢体远端动脉多发狭窄、闭塞病变，伴或不伴侧支循环。未发生病变动脉光滑、平整，显示正常形态，无明显动脉硬化病变表现。病变末端呈“鼠尾”样表现。

（3）动脉造影　是诊断的金标准，但因为是有创检查，基本可被CTA取代，但对肢体末端动脉病变仍有诊断意义。

4. 鉴别诊断

（1）动脉硬化闭塞症　多为中老年人，常伴有高血压、高血脂、动脉硬化和糖尿病等，病变为全身血管病变，主要累及大、中型动脉，如主、髂、股动脉，CTA显示动脉有扭曲，伴发管腔不规则狭窄或节段性狭窄或闭塞，即使管腔通畅往往也存在动脉粥样硬化斑块等表现。

（2）多发性大动脉炎　多见于青年女性，常同时累及多处大动脉，主要侵犯主动脉的一级分支，病变常常局限于一级分支动脉的开口处，引起动脉狭窄或闭塞。

（3）糖尿病性坏疽　是糖尿病性血管病变引起末梢供血不足和肢端溃疡坏死。患者多为中老年，同时有糖尿病的临床症状。

（4）结节性多动脉炎　为一种免疫性疾病。本病主要侵犯中小动脉，可以有类似血栓闭塞性脉管炎的症状，其特点是病变广泛，常可累及肾、心等内脏血管。患者常有乏力和发热症状，红细胞沉降率增快、CRP增高，有高球蛋白血症。确诊需做活组织检查。

（5）肢端动脉痉挛症（雷诺病）　多见于青年女性，发病部位多见于手指，常呈对称性发病，表现为遇寒冷刺激后手指阵发性苍白、发紫和潮红，发作后皮肤恢复正常，肢端动脉搏动好。

（6）腘动脉压迫综合征　因腘动脉长期受到肥厚的腘肌或腘窝肿物压迫，造成腘动脉狭窄或闭塞。患者多为年轻人，有间歇性跛行病史，小腿过伸、过屈位可导致远端动脉搏动消失。彩超和CTA可明确诊断。

【治疗原则】

1. 一般性治疗

（1）严格禁止吸烟，注意患肢保暖。

（2）Buerger运动　有促进侧支循环建立和代偿的作用。

（3）药物治疗　扩血管药物治疗。

（4）对症治疗　应用止痛药物，缓解疼痛。

（5）高压氧治疗　通过高压氧舱治疗以增加组织氧弥散和提高氧储备，从而改善组织缺氧。

（6）中医中药治疗　根据中医辨证施治原理应用中药治疗，也有一定疗效。

2. 手术治疗

（1）下肢动脉球囊扩张成形术　可重建下肢动脉血供，但仍不能解决远期通畅问题，需定期随访并反复扩张。适用于动脉主干局限性狭窄或闭塞性病变。

（2）动脉旁路转流术　选用人工血管或自体大隐静脉行动脉旁路移植术，适用于远端有可重建血管流出道者。

（3）静脉动脉化手术　使股动脉与大隐静脉吻合，机械性或靠动脉压力作用使静脉瓣膜受到破坏，使动脉血通过静脉系统灌注于远端组织，以缓解肢端缺血，其疗效尚有待探讨。

（4）腰交感神经节切除术　切除腰交感神经节，阻断交感神经的缩血管作用，以达到扩张血管目的。其疗效尚有待探讨。

（5）截肢术　肢端坏疽、剧痛，尤其合并感染时应行截趾或截肢术。

第三节 急性动脉栓塞

急性动脉栓塞是源于心脏或近端动脉脱落的栓子或斑块随血流向动脉远端造成动脉管腔急性阻塞。可发生于任何年龄，但以老年人合并有心房纤颤或近端主动脉瘤者多见。栓子来源多为心源性，其次为血管源性或医源性等。起病急骤，病情重，及早明确诊断和及时采取相应的治疗措施是救治肢体及生命的关键。

【诊断标准】

1. 症状

疼痛（pain）、苍白（pallor）、无脉（pulselessness）、感觉异常（paresthesia）和运动障碍（paralysis），即“5P”征。

2. 体征

不同的栓塞部位会引起相应的表现。

（1）一侧肢体动脉栓塞，表现为一侧肢体的急性缺血症状。

（2）双下肢动脉栓塞，表现为双侧肢体急性缺血症状。

（3）主动脉骑跨栓，表现为双下肢及臀部的急性缺血症状，可同时伴有尿、便功能障碍，少数病例可以合并截瘫。

（4）上肢动脉栓塞可表现为上肢急性缺血症状。

（5）动脉壁微栓脱落，造成远端趾或指动脉栓塞时，又称为蓝趾（指）综合征。

3. 判断有无多发性栓塞

约20%患者有多发栓子存在，应明确有无其他部位的栓塞征象，尤其注意脑动脉、肠系膜动脉、肾动脉等栓塞的发生。应注意心、脑、肾等重要器官功能情况，注意合并症的诊断和治疗。

4. 鉴别诊断

（1）动脉硬化基础上的急性脉血栓形成　既往无心脏病、心律失常病史，但可以有间歇性跛行病史，即可以有患肢慢性缺血症状，对侧肢体动脉搏动可以减轻或消失。动脉血栓形成多是在动脉硬化基础上继发血栓形成，单纯取栓手术容易失败，常需行动脉旁路手术。

（2）急性髂股静脉血栓形成　即股青肿，在急性期因骨筋膜室压力增高导致动脉血供下降、血流滞缓而表现出动脉缺血症状。但患者往往患肢明显肿胀、可凹性水肿提示同时有静脉回流障碍存在。

（3）动脉痉挛　常由外伤或手术刺激或过度吸烟引起，交感神经阻滞或扩血管药常有效。

【治疗原则】

1. 抗凝治疗

抗凝治疗是很重要的措施，无论手术与否均应首先采用。常用抗凝药物为肝素持续静脉泵入或低分子肝素皮下注射。

2. 手术治疗

（1）手术适应证

①栓塞在手或是足部动脉以上的较大血管。

②肢体仍然存活。

（2）手术禁忌证

①患肢组织已经丧失活力或坏疽。

②全身情况危重，难以承受手术。

（3）手术方式

①动脉导管取栓术，即用 Forgarty 导管取栓。原则上取栓手术越早越好，最佳时间应少于 8～12 小时。栓塞时间越长，由于缺血造成的组织坏死和不可逆的神经损伤出现几率越大。

②动脉插管溶栓术：常用溶栓药物有尿激酶、链激酶和 rt－PA 等。溶栓治疗效果取决于血栓形成的时间和血栓量。

第六章

多发性大动脉炎

多发性动脉炎是一种原因未明，多发生在主动脉和（或）其主要分支动脉的慢性非特异性炎症性动脉疾病，炎症累及动脉壁全层，引起管壁增厚，最终可造成受累血管管腔狭窄或闭塞，少数可引起血管扩张或动脉瘤形成。

【诊断标准】

由于早期大动脉炎仅表现为一些非特异性症状，如疲乏无力、全身不适、关节痛或低热等，因此其早期诊断比较困难。此时通常称之为无脉前期；血管病变通常不足以引起明显的下肢或上肢动脉缺血。然而，通过细致的体格检查通常能发现一侧或多处脉搏减弱、双上肢血压不一致或颈部、锁骨上、腋窝或腹部血管杂音。当年轻女性发现上述血管杂音及脉搏减弱时有助于使鉴别诊断范围变得更窄。

1. 临床表现

多发性大动脉炎的自然病程可分为 3 个阶段：Ⅰ期，主要为一些非特异性炎症表现，如低热、关节炎、体重下降等。Ⅱ期，为炎症表现和血管压痛，约半数患者表现为关节痛或肌痛，关节症状可为短暂性也可持续数月甚至更长。极少数患者有滑膜炎表现。Ⅲ期，血管壁发生纤维化改变，造成血管管腔狭窄或动脉瘤形成。后期，患者因受累血管的部位和范围不同，临床表现也各不相同，临床上根据受累部位分为 4 型。

（1）头臂型　病变累及头臂血管，即锁骨下动脉、颈动脉、无名动脉和椎动脉的狭窄或闭塞，起初病变多位于动脉起始部，后期严重时引起长段或全程动脉闭塞。可 1 根或多根动脉同时受累。导致脑、眼及上肢缺血，颈动脉受累可出现黑朦、头晕、晕厥，甚至出现偏瘫、昏迷及失明、失语，锁骨下动脉受累可造成患侧上肢的发凉、麻木、无力、无脉，也可因为“锁骨下动脉窃血”而出现脑缺血的表现。

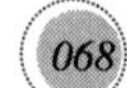

（2）胸腹主动脉型　病变累及左锁骨下动脉以远的降主动脉，导致胸腹主动脉的狭窄和闭塞。主要表现为上肢高血压和下肢供血不足的症状，严重时由于主动脉狭窄导致近端主动脉扩张及主动脉瓣关闭不全，临床上可以出现心力衰竭。

（3）肾动脉型　多为双侧肾动脉同时受累，使得肾脏缺血，引起顽固性的持续肾性高血压；严重时可导致肾功能异常、肾衰及肾脏萎缩。

（4）肺动脉型 病变主要累及肺动脉，肺缺血由于支气管动脉的代偿多无临床症状，可合并于其他类型的动脉炎。主要症状包括胸痛、呼吸困难、咯血及肺动脉高压。呼吸困难主要是由于主动脉扩张及主动脉瓣反流引起的心衰所致。

（5）混合型 病变累及上述多处血管，临床上有多器官缺血表现。

2. 体征

患者多有慢性病态面容，在治疗之前可有发热。依据病变部位及血管受累程度可有下述不同表现。

（1）一侧或双侧血压降低，双上肢血压相差 10mmHg 为典型体征。

（2）双上肢或双下肢脉搏减弱、消失或不对称，锁骨下动脉、颈动脉及腹部血管常可闻及血管杂音。

（3）在发病早期查体可有大关节如膝关节或腕关节滑膜炎表现。

（4）约一半以上患者由于肾动脉狭窄或主动脉及其主要分支动脉血管弹性降低引发的高血压，然而，由于上肢动脉狭窄或闭塞，很难评估患者血压情况。在这种情况，可通过测量未受累下肢血压或视网膜动脉压以进行评估。

3. 辅助检查

（1）实验室检查 疾病活动期可以出现红细胞沉降率（ESR）增快，C 反应蛋白及 α_2 - 微球蛋白升高，以及低血清白蛋白血症等潜在炎性反应的表现。尽管这些指标并不是诊断该病的特异性指标，但对提示本病活动性的有一定意义。

（2）多普勒彩超 头颈部血管超声可以直接发现病变的动脉及狭窄的程度。

（3）胸部 X 线 可显示出主动脉扩张或由于大血管瘤样扩张引起的纵隔增宽。

（4）增强动脉 CT 及三维重建（CTA） 是诊断多发性大动脉炎的重要手段，敏感性达 95%，特异性达 100%。早期可见主动脉管壁有多发局限性不规则改变；晚期可见管腔的狭窄，主动脉病变多位于动脉的开口处可以观察到动脉壁的异常增厚，以及管腔的狭窄。由于慢性血管狭窄或闭塞，病变血管周围侧支循环通常较为丰富。

（5）数字减影血管造影（DSA） 通常不作为常规检查，仅在确诊大动脉炎血管病变的基础上决定进行介入治疗的情况下使用。DSA 对血管壁病变的诊断特异性不如 CTA 或 MRA 强。

4. 鉴别诊断

（1）结缔组织病 风湿免疫方面的疾病可以有发热、肌肉酸痛等类似多发性大动脉炎早期的不典型的症状，但多累及小动脉，引起闭塞，而不发生大动脉病变。

（2）血栓闭塞性脉管炎　多发生于青年男性，有吸烟史，多累及下肢的中小动脉，可引起肢体远端的坏死。

（3）肌纤维发育不良　通常局限在受累血管局部，并且常不伴有类似大动脉炎的系统性症状。

（4）Ehlers－Danlos 综合征　ED 综合征也可表现为血管异常，特别是可出现多发性动脉瘤甚至破裂。通常不伴系统性炎性症状。

（5）巨细胞动脉炎　最难与大动脉炎鉴别的疾病，两种疾病均有大血管受累，病理上均表现为肉芽肿性血管炎。唯一的鉴别点在于患者年龄及病变部位。巨细胞动脉炎发病年龄较大。

（6）先天性主动脉狭窄　多为男性患者，狭窄部位位于动脉导管韧带附近且为环状。

5. 其他诊断标准

美国风湿病协会确定的大动脉炎的诊断标准如下：

（1）发病年龄≤40 岁。

（2）下肢间歇性跛行。

（3）一侧或双侧上肢脉搏减弱。

（4）双上肢血压收缩压相差至少 10mmHg。

（5）一侧或双侧锁骨下动脉或腹主动脉可闻及杂音。

（6）动脉造影显示主动脉及其一级分支动脉闭塞，而不是由于动脉硬化、肌纤维发育不良或其他原因。

上述 6 条应同时至少符合 3 条，才能诊断为大动脉炎。上述诊断标准的敏感性及特异性可分别达到 90.5% 和 97.8%。

6. 疾病活动程度评估

目前比较常用的是 Kerr 等提出的病情活动性治疗，具有下列 2 项以上新近或加重的临床表现，表明病情处于活动期。

（1）全身症状　发热、骨骼及肌肉症状。

（2）红细胞沉降率增高。

（3）血管缺血或炎症表现　间歇性跛行、脉弱或无脉、血管杂音、血管疼痛及血压不对称等。

（4）血管造影的异常。

【治疗原则】

1. 保守治疗

对于活动期/急性期的多发性大动脉炎的患者，或病情较轻的患者首选保守治疗。保守治疗的手段主要包括激素或（和）免疫抑制剂治疗，控制和缓解炎性反应，多给予口服泼尼松，病情严重者可静脉给药，待红细胞沉降率有所下降时可根据情况逐渐减少激素用量，至红细胞沉降率正常后方可实行停药。其他的还包括降血压药物及抗血小板、扩血管、减低血液黏度的药物治疗。

2. 血管腔内介入治疗

经皮血管成形术（PTA）具有创伤小、简便易行、并发症少、可反复应用等优点。尤其适用于年轻患者，对于反复球囊扩张后狭窄的患者可考虑行支架植入术。但腔内介入多适用于短段狭窄性病变，对于长段完全闭塞的患者，腔内介入远期通畅率不高，并且复发或支架断裂等并发症发生率较高。

3. 手术治疗

外科治疗多用于非活动期并且血管病变引起明显症状的患者，尤其对于较长段的全闭塞病变，手术治疗可获得较好的效果及远期预后。手术指征包括：影像学提示主动脉及其分支狭窄或闭塞；肾血管性高血压；脑缺血改变；主动脉缩窄性高血压；上肢/下肢间歇性跛行；主动脉瘤样改变。

各种类型大动脉炎的手术方式的选择如下：

（1）头臂型　手术的方式包括：升主动脉－颈动脉转流、锁骨下动脉－颈动脉转流、颈总动脉－颈总动脉转流、腋动脉－腋动脉转流。介入治疗的球囊扩张＋支架植入可有效地治疗病变较短的颈动脉狭窄和锁骨下动脉狭窄。

（2）胸腹主动脉型　病变较短的主动脉狭窄可行单纯主动脉球囊扩张或支架植入术。转流手术同样也是治疗本型病变的有效方式。因降主动脉和肾动脉水平腹主动脉常常受累，且肾上主动脉解剖、操作较为困难，流入道往往需要开胸，引自胸段主动脉。流出道选择远端正常主动脉或髂动脉。单侧髂动脉吻合已可以起到降压、缓解间歇性跛行的作用。手术的操作应尽可能取腹膜外途径，以便增强患者对手术的耐受性。

（3）肾动脉型　对于本型的治疗，目前公认首选 PTA。支架多应用于严重狭窄或长段狭窄病变。对介入失败或肾动脉完全闭塞的病例，仍可进行转流手术。但有时PTA可导致肾动脉挫伤，造成吻合困难。单纯肾切除也可有效缓解血压，但应是确定肾脏无功能，或无法进行血管重建时的不得已手术方式。

（4）肺动脉型　对无灌注的肺脏，可采取肺叶切除。尤其是对合并有感染，或是需要长期应用激素和免疫治疗的患者。

（5）大动脉炎合并动脉瘤形成者，除非有破裂先兆时需紧急手术，其余患者应待病情稳定后手术。

4. 术后注意

术后仍需积极给予激素及免疫抑制剂控制血管炎症，同时根据情况术后给予抗凝和（或）抗血小板类药物治疗。头臂型大动脉炎行头颈部血管重建后要格外注意脑保护、控制血压，以及适当应用脱水药物预防脑过度灌注。

第七章

静脉系统疾病

第一节　静脉血栓栓塞症

深静脉血栓形成与肺动脉栓塞合称为静脉血栓栓塞疾病。深静脉血栓形成常急性发病，部位以下肢深静脉血栓形成最为常见，也可见发生于上肢深静脉、上腔静脉、下腔静脉等。下肢深静脉血栓按发生部位可分为中央型的髂股静脉血栓形成，周围型的小腿深静脉血栓形成，两者兼有的混合型。肺栓塞临床分型：大面积肺栓塞：临床上以休克和低血压为主要表现，收缩压＜90mmHg 或较基础值下降幅度≥40mmHg，持续 15 分钟以上（除外新发生的心律失常、低血容量或感染中毒症所致血压下降）；非大面积肺栓塞：不符合以上标准的肺栓塞，其中一部分人的超声心动图表现有右心室运动功能减弱或临床上出现有心功能不全表现为次大面积肺栓塞。

【诊断标准】

1. 症状

肢体肿胀和疼痛，周围型深静脉血栓可无症状或轻微表现，当肢体高度水肿、张力升高明显时，肢体同时出现缺血表现，如股青肿、股白肿，疼痛尤为剧烈。轻度肺动脉栓塞患者可无症状，重者可有胸痛、呼吸困难、咯血、发热，可突发晕厥、休克和猝死。

2. 体征

患肢皮肤颜色可正常，或呈现紫红色，严重患者肢体皮肤可出现颜色苍白、紫绀甚至花斑。皮肤温度略升高。肢体周径测量增大，Neuhof 征、Homans 征可呈阳性。肺栓塞肺部查体可发现呼吸频率增加、心率增快，肺动脉区第二心音亢进或增宽。高危肺动脉栓塞有急性右心室功能不全表现：颈静脉怒张，右心室抬举性搏动，室性前期或舒张初期奔马律，伴有低血压和周围血管收缩。

3. 辅助检查

（1）彩色多普勒超声　为首选检查方法，明确血栓部位，可见血流变细或消失，频谱连续低平或无信号，探头加压后，管腔不可压缩。

（2）CT 或核磁血管造影　下肢静脉、肺动脉 CT 或核磁血管造影发现充盈缺损，明确血栓部位、范围。

（3）容积描记　对有症状的近端深静脉血栓具有很高的敏感性和特异性，可准确检测出静脉阻塞的部位。

（4）静脉造影　可显示静脉的充盈缺损，明确血栓部位和范围。

（5）血液 D－二聚体检查　D－二聚体水平可升高，敏感性高，但特异性差。

（6）肺通气/灌注扫描　肺通气和灌注不匹配，放射性缺损或稀疏。

（7）动脉血气分析　低氧血症、低碳酸血症、肺泡－动脉血氧分压差增大。轻度肺栓塞结果可以正常。

（8）超声心动图　右室壁运动减弱、室间隔运动异常、RV/LV 比值增大（>0.5），肺动脉扩张和三尖瓣反流流速增快等。

4. 鉴别诊断

需与下肢静脉功能不全、急性淋巴水肿、血肿相鉴别。

【治疗原则】

1. 原则

预防致死性肺栓塞、防止血栓蔓延和复发，以及防止血栓后综合征。治疗方法主要包括：抗凝治疗、溶栓，手术取栓和放置下腔静脉滤器。

2. 治疗方法

（1）抗凝治疗　抗凝治疗是主要治疗措施，可以有效防止血栓再形成和复发。常用的抗凝药物包括普通肝素、低分子肝素和华法林等。应用肝素应保持 APTT 在正常值的 1.5～2.5 倍，华法林维持国际标准比值在 2.0～3.0。

（2）溶栓治疗　适用于急性期，无溶栓禁忌，严重下肢深静脉血栓和肺栓塞的患者，目前下肢深静脉血栓以导管溶栓为主，注意髂静脉压迫的处理。溶栓药物有尿激酶、链激酶、重组型人组织纤溶酶原激活剂等，血液动力学不稳定的急性肺栓塞需考虑急诊溶栓治疗。

（3）手术取栓　应用于严重下肢深静脉血栓形成如髂股静脉血栓、股青肿患者，手术需注意处理髂静脉压迫。

（4）下腔静脉滤器　适用于抗凝治疗有禁忌，抗凝治疗无效或其他临床认为致死性肺栓塞高危的患者。

第二节　原发性下肢深静脉瓣膜功能不全

原发性下肢深静脉瓣膜功能不全是一种深静脉瓣膜关闭功能不全引起的下肢静脉逆流而导致的疾病。根据逆行静脉造结果的 Kistner 标准，分为 5 级：Ⅰ级：瓣膜功能良好，造影剂无明显逆流。Ⅱ级：瓣膜最轻度关闭不全，造影剂逆流至大腿近侧。Ⅲ级：瓣膜轻度关闭不全，造影剂逆流至膝上。Ⅳ级：瓣膜中度关闭不全，造影剂逆流至膝下。Ⅴ级：瓣膜严重关闭不全，造影剂逆流直到踝水平。

【诊断标准】

1. 症状

下肢沉胀酸痛、小腿痉挛，症状以晨轻暮重为特点，淤积性皮炎或湿疹时有瘙痒等，并发血栓性浅静脉炎时局部疼痛，严重者出现静脉性溃疡。

2. 体征

下肢肿胀，浅静脉迂曲成团，毛细血管扩张，足靴区皮肤色素沉着，皮疹，皮肤硬化，静脉炎局部红肿，皮温高，有压痛。静脉性溃疡多呈湿性，创面渗液多。

3. 辅助检查

（1）彩色多普勒超声　可发现下肢静脉瓣膜关闭不全，valsalva 动作时血流反流，可根据反流时间和速度评估反流程度。

（2）下肢静脉造影　顺行、逆行造影发现深静脉内瓣膜影模糊不清、不呈明显竹节样改变，造影剂向远侧倒流。

（3）静脉压测定　深静脉瓣膜功能不全时压力升高，活动后压力恢复时间延长。

（4）容积描记　通过血容量的变化，反映静脉功能和反流水平。

4. 鉴别诊断

需与先天性下肢血管畸形、血栓形成后综合征、下腔静脉阻塞、髂静脉压迫综合征、慢性右心功能不全相鉴别。

【治疗原则】

1. 保守治疗

抬高患肢、适当活动、应用弹性绷带，避免久站、久坐、肢体下垂等，改善慢性咳嗽、肥胖、慢性便秘等增加腹压的因素，减少瓣膜功能不全的静脉腔内压力。

2. 手术治疗

（1）手术适应证　严格保守治疗无效，有明显色素沉着或静脉性溃疡等，浅静脉逆流已经纠正但仍存在严重下肢静脉高压的患者。

（2）手术方法　根据病变具体情况采用不同的方法。交通支静脉结扎和曲张浅静脉剥脱术，是手术不可忽视的组成部分。术式包括：股浅静脉腔内瓣膜成形术、股浅静脉腔外瓣膜成形术、股浅静脉壁环形缩窄术、静脉瓣膜移位术、带瓣静脉段移植术、腘静脉外肌袢代瓣膜术等。

第三节　单纯性下肢静脉曲张

单纯性下肢静脉曲张是指病变范围仅局限于下肢浅静脉且不伴有其他静脉先天畸形者。先天性静脉壁软弱和静脉瓣膜功能不全导致浅静脉内压力增高是发病的重要原因。静脉曲张发生的部位与下肢浅静脉解剖学的差异也具有明显关系。大腿部大隐静脉主干、静脉壁中层肌纤维较小腿部大隐静脉发达，并且静脉壁周围有大量的纤维结缔组织支持，故较少发生静脉曲张，而小腿部位大隐静脉其各属支位于皮下浅层脂肪内，周围少结缔组织，管径较小，管壁较薄，易发生静脉曲张。小隐静脉因受到股－腘静脉的保护，很少单独发病。此外，任何静脉内血柱重力的行为都可增加浅静脉压并使瓣膜承受过度的应力，导致静脉曲张。

【诊断标准】

1. 临床表现

发病早期患者多有酸胀不适和疼痛的感觉，同时有肢体沉重感，久立或午后感觉加重，在平卧、肢体抬高或穿弹力袜时减轻，部分患者无明显不适，后期则以静脉曲张引起的外观改变和并发症为主。受损的静脉隆起、扩张、迂曲，以小腿大隐静脉行程区域为重，静脉属支曲张较主干为重。踝部皮肤常出现营养性改变，包括皮肤萎缩、脱屑、瘙痒、色素沉着、皮肤和皮下组织硬结，甚至湿疹和溃疡形成，有时可并发出血及血栓性静脉炎。单纯性静脉曲张多不伴有水肿。

2. 体格检查

（1）大隐静脉瓣膜功能试验（Brodie－Trendelenburg 试验）　患者仰卧，抬高下肢，使曲张静脉内血液排空，将止血带缠缚于腹股沟下方，然后嘱患者站立，观察浅静脉的充盈程度和速度，以此检查大隐静脉瓣膜功能，尤其是股隐静脉瓣膜功能；该实验同时能够提供交通静脉瓣膜功能情况。怀疑小隐静脉受累者，应用同样原理可在腘窝部位采用同样方法检测小隐静脉瓣膜功能。

（2）交通静脉瓣膜功能试验（Pratt 试验）　用于检测交通静脉瓣膜功能，方法是患者仰卧，抬高下肢，使充盈浅静脉空虚，在卵圆窝处扎止血带，先从足趾向上至腘窝处缠缚第一根弹力绷带，再自止血带处向下扎第二根弹力绷带，让患者站立，一边向下解开第一根弹力绷带，一边向下继续缠缚第二根弹力绷带，在两根绷

带之间的间隙内出现任何曲张静脉，即意味着该处有功能不全的交通静脉。

（3）深静脉通畅试验（Perthes 试验）　了解深静脉回流情况。患者立位，用止血带在腹股沟下方压迫静脉，曲张的静脉充盈后，患者做下蹬运动或迅速用力伸展膝部 20 次，如曲张的静脉迅速消失或明显减轻，且无下肢坠胀感时，即表示深层静脉通畅且交通支静脉完好。如浅静脉曲张加重，则表示深静脉回流不畅。

3. 诊断

根据患者临床表现、症状、体征和体格检查不难诊断。

4. 鉴别诊断

（1）原发性下肢深静脉瓣膜功能不全　原发性下肢深静脉瓣膜功能不全多伴有有下肢浅静脉曲张，但其临床表现更加严重，患者久站时出现胀破性疼痛和明显肿胀，足靴区迅速出现营养性变化，包括色素沉着和溃疡。运动静脉压测量，运动后压力下降率低于 50%，静脉容积描计实验提示静脉充盈时间少于 20 秒。多普勒超声发现股浅静脉或腘静脉处血液逆流。下肢静脉造影检查可明确。

（2）下肢深静脉血栓形成后遗综合征　患者出现肢体均匀一致性肿胀，Perthes 试验呈阳性改变，血管超声及深静脉造影则有助于明确诊断。

（3）动静脉瘘　可扪及震颤及听到连续性血管杂音，近端肢体增粗发热，多毛易出汗，远端肢体则发凉并可出现水肿。

（4）静脉畸形骨肥大综合征（Klippel - Trenaunay 综合征）　本病有以下 3 个特点：静脉曲张较广；患肢常较健侧增粗增长；有大片的红褐色“葡萄酒斑”血管痣样变化。

【治疗原则】

1. 保守治疗

妊娠妇女，早期轻度静脉曲张患者及周身情况较差，难以耐受手术的患者。适当的卧床休息，避免久立及抬高患肢。循序减压袜可以减少浅静脉内血液淤积，改善活动时腓肠肌血液回流，可明显改善患者症状。药物如迈之灵、爱脉朗等黄酮类药物对缓解症状有一定疗效。

2. 硬化剂注射——加压疗法

适应证：①孤立的小静脉曲张；②术后残留的静脉曲张；③术后复发的患者；④小腿交通静脉瓣膜关闭不全，伴有皮肤并发症者。

目前泡沫硬化剂（如聚桂醇）注射在临床上较为常用，其他传统硬化剂有 5%

鱼肝油酸钠和酚甘油溶液及3%十四烃基硫酸钠，5%油酸乙醇胺等。并发症包括硬化剂过敏反应，损伤周围神经而引起肢体顽固性疼痛，硬化剂漏入皮肤导致皮肤及皮下脂肪坏死，以及深静脉血栓形成。

3. 手术治疗

手术指征包括如下内容。

（1）有明显的症状，如疼痛、沉重感及静脉性跛行等。

（2）有明显的静脉淤血症状，如色素沉着、皮炎、硬结及皮肤溃疡等。

（3）巨大、菲薄的曲张静脉，为防止损伤后出血。单纯性下肢静脉曲张的手术治疗，一般应采用大隐静脉高位结扎加分段剥脱（包括点式抽剥术）方法。

4. 曲张静脉血管腔内激光治疗

利用激光热能与特殊的组织激光效应，充分破坏静脉内壁，达到静脉纤维化来治疗静脉曲张。在微创穿刺下进行操作，具有并发症少，住院时间短、美观、可在门诊局麻下进行等优点。

5. 静脉曲张微创去除系统治疗

利用 Trivex 动力系统对浅表静脉进行微创旋切剥离，通过负压吸出。手术时间断，切口少且小，具有微创的优点。

6. 其他微创治疗

如曲张静脉腔内射频、冷冻闭合等方法，均利用物理效应破坏静脉内壁达到纤维化，特点是损伤小、美观等。

第四节　布加综合征

布加综合征（Budd－Chiari syndrome，BCS）是因肝静脉和（或）肝静脉开口上方下腔静脉阻塞性病变所致的肝后性门脉高压症。1845 年 Budd 和和 1899 年 Chiari 分别描述本病，故称为 Budd－Chiari 综合征。该病从国际范围看，多见于中国、印度、尼泊尔、南非等相对贫穷国家，而在国内则多见于黄河流域的中下游和淮河流域，而其余省份只有少量散发病例报道。西方国家尽管也有少量发病，但多与血液高凝有关，因而西方国家的患者多为急性下腔静脉或肝静脉血栓形成。

【诊断标准】

1. 分型

布加综合征无外乎下腔静脉和肝静脉病变，即Ⅰ型为下腔静脉病变型，此型可细分为 3 个亚型即Ⅰa 隔膜型，Ⅰb 短段闭塞型（闭塞段小于 5cm），Ⅰc 长段闭塞型（闭塞段大于 5cm）。Ⅱ型为肝静脉型，也可分为Ⅱa 隔膜型，Ⅱb 肝静脉广泛闭塞型。Ⅲ型为混合型，即同时存在下腔静脉和肝静脉病变者。

2. 手术治疗现状

布加综合征的传统手术方法可分为 4 类。

（1）间接的减压手术　包括腹膜腔颈静脉腹水转流术、胸导管－颈静脉吻合术、断流术和一些增加侧支循环的手术如脾肺固定术等。

（2）直接的减压手术　主要包括各种分流手术如腔房、肠房、肠颈和脾房（脾静脉右心房）人工血管转流术，肠腔（肠系膜上静脉下腔静脉）、脾肾（脾静脉左肾静脉）和门腔（门静脉下腔静脉）分流术等。

（3）病变的直接切除术又称为根治术。

（4）肝移植。

对于第一类间接减压手术中的胸导管颈静脉吻合术和一些增加侧支循环的手术如脾肺固定术等因其疗效差已基本被放弃，而腹膜腔颈静脉腹水转流术对布加综合征疾病本身的治疗无效，只偶尔用于全身状况差，无法耐受较大手术时，将其作为一种过渡手术，待全身情况改善时还必须采用其他治疗方法。

第二类直接的减压手术是最常采用的传统手术，主要是因其技术较为简单，易于推广。肠腔和门腔分流术因其较高的肝昏迷发生率，也已较少采用。现在临床上较常用的术式是腔房、肠房、肠颈和脾房人工血管转流术。腔房手术主要用于下腔静脉完全闭塞，而闭塞下方有通畅的肝静脉或较粗大的副肝静脉，腔房人工血管转流时能同时缓解下腔静脉高压和门脉高压。如下腔静脉无闭塞仅肝静脉回流障碍而且患者肝功能较好时则可采取单纯缓解门脉高压的减压手术，如下腔静脉压力低于15cmH_2O时可行肠腔或门腔侧－侧分流术以避免使用长段人工血管。如同时合并下腔静脉病变时，则只能行肠房、肠颈或脾房人工血管转流术，如想同时缓解下腔静脉高压也可行腔肠房联合人工血管转流术。该类手术近期疗效尚可，但腔房、肠房、脾房和肠颈人工血管转流术需应用较长段人工血管，远期因人工血管血栓形成，复发率和二次手术率较高，人工血管5年通畅率仅为50%～70%，更远期的疗效更差。

第三类病变的直接切除术即根治术的最大优点是直接恢复下腔静脉原来的解剖结构，符合生理，不易出现肝昏迷等严重并发症。过去根治术未能得到广泛推广，主要是多数学者认为该手术操作复杂，其实尽管第二肝门区域解剖复杂，过去常将此区域比喻为手术禁区，其实不然，根治术如能在右心房插管保护下实施则更为安全。根治术适合除肝小静脉病变和广泛肝静脉病变外的所有类型。

肝移植适合于各种肝功能衰竭终末期患者或肝内小静脉广泛闭塞患者，但其缺点是手术及术后治疗费用昂贵，肝移植的远期疗效还需更进一步随访。

对于下腔静脉或肝静脉隔膜型病例和下腔静脉短段闭塞者可以首选介入治疗，而对于介入治疗失败者可以改行联合破膜术，对于合并下腔静脉血栓者或有能力行根治术者最好能行根治术，各种转流术或分流术因其远期疗效差应予以摒弃。如肝功能衰竭已为晚期者或肝内小静脉广泛闭塞者，肝移植是唯一途径。

第八章

肾功能衰竭透析通路

血液透析是最常用的肾脏替代治疗方式。慢性肾脏病（CKD）分期达到4期，需要准备肾脏替代治疗。对需要长期血液透析的慢性肾脏病患者，建立血管通路首选自体动静脉内瘘，其次是人工血管动静脉内瘘。当内生肌酐清除率<25ml/min，1年内可能要开始透析时，即应建立自体动静脉内瘘；而人工血管动静脉内瘘可于透析前3~6周时建立。

【诊断标准】

1. 症状及体征

慢性肾脏病是肾功能减退所引起的一系列临床综合征。处于CKD 4、5期的患者可表现为贫血，恶心、呕吐，严重的水钠潴留、酸碱平衡及电解质紊乱。有可能出现嗜睡、昏迷等累及神经系统的表现。其中心血管系统并发症是此类患者的首位死亡原因，并发症包括高血压病、动脉粥样硬化、缺血性心脏病等。

2. 辅助检查

实验室检查和影像学检查目的：为诊断慢性肾脏病并进行分期提供依据；对各个系统的损害程度进行评估，尤其是心功能评估；上肢动静脉内瘘术前的血管评估。

（1）肾功能相关的检查　血清尿素氮、肌酐、内生肌酐清除率。双肾B超：有助于急慢性肾功能不全的鉴别，若发现双肾缩小，肾脏皮质变薄则支持慢性肾功能不全的诊断。核素肾图检查有助于了解分肾功能。CT、X线检查可了解肾脏形态及有无泌尿系梗阻。

（2）全身各系统评估　电解质、血气分析、贫血和出凝血功能的检查，以及骨性骨病的相关检查。胸部X线可了解是否存在肺水肿、肺部感染、心脏扩大、心包积液等情况。心电图、超声心动等检查了解心脏情况。

（3）上肢动静脉评估　双功超声（DUS）评估上肢静脉和动脉，必要时进行静脉和动脉造影。静脉的内容包括：静脉直径、走行、侧支情况、静脉血流量、静脉瓣膜的位置、静脉与皮肤表面的距离、整个上肢深浅静脉通畅情况及中心静脉有无狭窄或闭塞病变。必要时可进行静脉造影获得以上信息。

【治疗原则】

1. 透析通路建立原则（建立内瘘原则）

（1）先上肢后下肢。

（2）先远端后近端。

（3）先非优势侧后优势侧。

（4）首选桡动脉－头静脉吻合。

2. 手术适应证及禁忌证

（1）自体动静脉内瘘术

①适应证：慢性肾衰竭需长期血液透析；肾小球滤过率＜25ml/min 或血清肌酐＞4mg/dl（352μmol/L）；老年、糖尿病、系统性红斑狼疮及合并其他脏器功能不全的患者。

②禁忌证：绝对禁忌证：四肢浅表静脉主干或中心静脉存在回流障碍；Allen 试验阳性者，禁行前臂动静脉内瘘端－端吻合。相对禁忌证：预期生存时间小于 3 个月；心衰未控制，低血压；手术部位存在感染；同侧锁骨下静脉安装心脏起搏器导管；严重动脉狭窄。

（2）人工血管动静脉内瘘术

①适应证：除上述适应证条件外，上肢动脉、静脉不能满足自体动静脉内瘘手术要求（如动脉内径小于 2mm，静脉内径小于 3mm 等）。

②禁忌证：同自体动静脉内瘘术。

3. 手术方式

（1）腕部桡动脉－头静脉自体动静脉内瘘（Brescia－Cimino 内瘘）　是目前最常用且称为标准术式。于腕部游离头静脉及桡动脉，施行端－侧吻合，吻合口直径约 0. 8cm。

（2）鼻咽窝内瘘　优点是在肢体的更远端建立内瘘，有利于保护近端动、静脉用于将来建立新的血管通路。鼻咽窝早期失败率较高，通常是因手术技术原因或流出道静脉不佳。

（3）上臂贵要静脉移位动静脉内瘘　当前臂无法建立内瘘且上臂头静脉不能使用时，可选择贵要静脉移位与同侧肱动脉端－侧吻合。手术切开区域广泛，要建立皮下隧道。

（4）前臂 U 形人工血管动静脉内瘘　人工血管动脉端吻合口位于肱动脉或其主要分支，静脉端与肘窝部浅静脉吻合，U 形人工血管位于前臂建立的皮下隧道内。该内瘘可提供更大的穿刺面积，因此在临床应用更为普遍。

（5）上臂人工血管内瘘　当前臂手术部位血管耗竭后，可选择此手术方式。流入道选择肘窝近端的肱动脉，流出道可选择贵要静脉、头静脉或腋静脉。该内瘘的寿命及通畅率均较高。

（6）下肢动静脉内瘘　当上肢静脉耗竭后，可选择下肢血管建立透析通路，包括自体大隐静脉 - 股动脉内瘘及下肢人工血管内瘘。

内 容 提 要

本书是根据卫生部《医师定期考核管理办法》的要求，由北京医师协会组织全市血管与腔内血管外科专家、学科带头人及中青年业务骨干共同编写而成。体例清晰、明确，内容具有基础性、专业性、指导性及可操作等特点。既是专科医师应知应会的基本知识和技能的指导用书，也还是北京市血管与腔内血管外科领域执业医师“定期考核”业务水平的唯一指定用书。

本书适合广大执业医师、在校师生参考学习。

图书在版编目（CIP）数据

血管与腔内血管外科诊疗常规/刘昌伟主编．—北京：中国医药科技出版社，2014.6
（临床医疗护理常规）
ISBN 978－7－5067－6793－4

Ⅰ．①血…　Ⅱ．①刘…　Ⅲ．①血管外科学－疾病－诊疗　Ⅳ．①R654.3

中国版本图书馆 CIP 数据核字（2014）第 091850 号

美术编辑　陈君杞
版式设计　郭小平

出版　中国医药科技出版社
地址　北京市海淀区文慧园北路甲 22 号
邮编　100082
电话　发行：010－62227427　邮购：010－62236938
网址　www.cmstp.com
规格　787×1092mm 1/16
印张　6
字数　92 千字
版次　2014 年 6 月第 1 版
印次　2014 年 6 月第 1 次印刷
印刷　三河市百盛印装有限公司
经销　全国各地新华书店
书号　ISBN 978－7－5067－6793－4
定价　35.00 元